ΑΠΑΓΓΕΛΙΑ

ΠΕΡΊ ΤΙΝΟΣ ΣΥΓΓΡΆΜΜΑΤΟΣ ΟΫ Ἡ ἘΠΙΓΡΑΦΉ·

ΑΝΤΙΠΑΝΑΚΕΙΑ.

RAPPORT

SUR UN OUVRAGE INTITULÉ:

ANTIPANACÉE.

ΑΠΑΓΓΕΛΙΑ

ΠΕΡΊ ΤΙΝΟΣ ΣΥΓΓΡΆΜΜΑΤΟΣ ΟΥ̃ Ἡ ἘΠΙΓΡΑΦΗ'

« ΑΝΤΙΠΑΝΑΚΕΙΑ,

» Ἤτοι περὶ τῶν αἰτίων, ἃ τὰς νόσους δυσιάτους ἢ ἀνιάτους, μὴ τοιαύτας » καθ' ἑαυτὰς οὔσας, ὡς ἐπὶ τὸ πολὺ ἀπεργάζεται, ἐν τῇ ἀρχαίᾳ » ἑλληνικῇ συγγραφέντος ὑπὸ ἈΝΑΣΤΑΣΊΟΥ ΓΕΩΡΓΙΆΔΟΥ Φιλιππου- » πολίτου, Ἰατροῦ καὶ Χειρούργου, καὶ τῆς ἐν Ἰένῃ Ἑταιρίας » τῶν Ὀρυκτολόγων, οὐ μὴν ἀλλὰ καὶ τῆς ἐν Ἅλῃ τῶν τῆς φύσεως » Περιέργων Μέλους ἀντεπιστέλλοντος,

ΕἸΣ ΤῊΝ ΤΩ͂Ν ἘΝ ΠΑΡΙΣΊΟΙΣ ΤΗ͂Σ ἸΑΤΡΙΚΗ͂Σ ΖΗΛΩΤΩ͂Ν ἙΤΑΙΡΊΑΝ ΓΑΛΛΙΣΤῚ ἈΠΑΓΓΕΛΘΕΙ͂ΣΑ, ΤΗ͂Ι Ζ' ΑΥ̓ΓΟΎΣΤΟΥ ᾳωιά.

Παρὰ τοῦ Κυρίου ΒΟΣΚΥΙΛΛΩΝΊΟΥ, Σοφοδιδασκάλου τῆς παλαιοτέρας σωτηριωδεστάτης Ἀκαδημίας τῆς ἐν Παρισίοις, τῆς Ἑλλάδος φωνῆς ἐν τῷ αὐτοκρατορικῷ τῶν Γάλλων συνεδρίῳ Διδασκάλου, καὶ τοῦ μεγάλου νοσοκομείου τοῦ ἐν Παρισίοις τακτοῦ Ἰατροῦ, καὶ πρὸς τούτοις τῶν ἰατρικῶν ἐν Παρισίοις καὶ ἐν Μονσπελίᾳ, καὶ ἐν Λιδιμβούργῳ, καὶ ἐν Ἀμβιάνῳ ἑταιριῶν κοινωνοῦ,

ΚΑῚ ἜΠΕΙΤΑ ὙΠῸ ΤΟΥ̃ ΑΥ̓ΤΟΥ̃ ἈΠΑΓΓΕΛΤΗ͂ΡΟΣ ΕἸΣ ΤῊΝ ἙΛΛΆΔΑ ΦΩΝῊΝ, ἙΛΛΗΝ[illegible]ΑΙΚΗΝ ΜΕΤΑΦΡΑΣΘΕΙ͂ΣΑ.

Ἰατρὸς δ' ἕκαστος ἐπιστάμενος περὶ πάντων. Ὀδυσ. δ. στιχ. 231.

ἘΝ ΠΑΡΙΣΊΟΙΣ,

Παρὰ Ι. Μ. ΕΒΕΡΆΡΤΩ, τῷ τοῦ αὐτοκρατορικοῦ τῶν Γάλλων συνεδρίου τυπογράφῳ, ἐν τῇ ῥύμῃ τῇ καλουμένῃ du Foin S.-Jacques, n° 12.

ᾳωιά.

RAPPORT

SUR UN OUVRAGE INTITULÉ:

» ANTIPANACÉE,

» Ou des causes qui rendent en général difficiles à guérir ou
» même incurables, des maladies qui pourroient naturel-
» lement se guérir : ouvrage écrit en grec littéral, par
» M. ANASTASE GEORGIADES, natif de Philippopolis, Docteur
» en Médecine et en Chirurgie d'Iéna, membre ordinaire
» de la Société minéralogique de la même ville, et associé
» correspondant des curieux de la nature de Hale,

FAIT EN FRANÇOIS A LA SOCIÉTÉ MÉDICALE D'ÉMULATION DE PARIS, le 5 août 1811,

PAR M. BOSQUILLON, Docteur régent de l'ancienne Faculté de Médecine de Paris, Professeur en Langue grecque au Collége impérial de France, Médecin ordinaire du grand hospice de Paris, membre des Sociétés de Médecine de Paris, de Montpellier, d'Edimbourg et d'Amiens,

ET TRADUIT PAR SON AUTEUR, EN FAVEUR DES GRECS, EN GREC LITTÉRAL.

Tout Médecin instruit est supérieur au reste des hommes.

ODYSS. IV. v. 231

A PARIS,

Chez J. M. EBERHART, imprimeur du Collége impérial de France, rue du Foin S.-Jacques, n. 12

1811.

Ιατροὶ,

ΕἼΠΕΡ καλόν τι σύγγραμμα περὶ τῆς οὕτω μὲν ἐπωφελοῦς, τοσούτων δὲ περιεκτικῆς τέχνης, τῆς ἰατρικῆς δηλονότι, ἐν Γαλλίᾳ, ἢ ἐν ἄλλῳ τινὶ τῶν εὐτυχῶν τόπων, ὅπου τὰ γράμματα καὶ αἱ ἐπιςῆμαι μεγίςαις τιμαῖς τιμῶνται, ἐφιλοπονεῖτο, ἀπεδώκαμεν ἂν τῷ ἐκείνου συγγραφεῖ, μηδοτιοῦν ἐκπλαγέντες, τὸν εὔλογον καὶ δίκαιον ἔπαινον. Εἰ δ' ἐν ἔθνει ὑπὸ τῆς μακρᾶς παντελῶς διεφθαρμένῳ τυραννίδος, ἐξ οὗ τὰ τῆς παιδείας ἀειφυγίαν πως ὑπὸ τοῦ δεινοτάτου δεσποτισμοῦ φεύγειν ἐζημιώθησαν· εἰ ἔν τινι δὴ ἐπαρχίᾳ φημὶ τῆς Τουρκίας, ἀνήρ τις πάντα ταῦτα ὑπερβὰς τὰ κωλύματα, πραγματείαν πολυτίμων ἐξετάσεων, καὶ λαμπρῶν διανοιῶν ἔμπλεω συνέγραφεν, ἆρ' οὐχ ἡμᾶς ἐχρῆν τότε ὑπολαμβάνειν μὴ μόνον τιμᾶσθαι, ἀλλὰ καὶ θαυμάζεσθαι δικαίως πως ἐκεῖνον ὑπάρχειν ἄξιον; τῆς ἐκείνου δεινότητος τῆς ἐν ταῖς ἐπιςήμαις, μετεώρου δίκην ἐν μέσῳ τῆς νυκτὸς λάμποντος, τοσοῦτον ἂν μᾶλλον ἡμᾶς εἰς ἔκπληξιν καταςησαμένης, ὅσον καὶ ἡ ἀμάθεια, ἥπερ ἡ πατρὶς αὐτοῦ ἐκτήκεται, μείζων ὑπάρχει.

Τοιαῦτα μέντοι ἐςὶ τὰ συμβάντα χαλεπὰ τῷ ὑπὸ τοῦ ἔρωτος τῶν ἐπιςημῶν φλογισθέντι, καὶ ὑπ' ἄλλου τινὸς εὐγενεςέρου αἰσθήματος, τῆς φιλανθρωπίας δηλονότι, διεγερθέντι σοφῷ, ὃς ὑμῖν τὸ σύγγραμμα τόδε προσφέρει, τὸ καὶ διὰ τὰ ὑποκείμενα

Messieurs,

Qu'un bon ouvrage sur un art aussi important, aussi étendu que la médecine, eût été composé en France, ou dans l'une de ces contrées heureuses, qui comblent d'honneur les lettres et les sciences; sans en être étonnés, nous accorderions un juste tribut d'éloges à son auteur. Mais, s'il arrivoit qu'au milieu d'un peuple abruti par un long esclavage, d'où les connoissances sont en quelque sorte bannies par le despotime le plus dur, enfin, dans une province de la Turquie, un homme eût vaincu tous les obstacles et composé un traité rempli de précieuses recherches et d'idées lumineuses; alors nous penserions que cet homme mérite non-seulement notre estime; mais, j'ose le dire, qu'il auroit quelque droit à notre admiration; tel qu'un météore qui brille au sein de la nuit, ses talens nous frappent d'autant plus que l'ignorance où languit sa patrie est plus profonde.

Telles sont les circonstances difficiles dans lesquelles se trouve le savant enflammé de l'amour des sciences, et animé d'un sentiment plus noble encore, de l'amour de l'humanité, qui vient vous présenter

περὶ ὧν πραγματεύεται, καὶ διὰ τὰ εἰς ταύτην τὴν ἐπιχείρησιν παροτρύναντα αὐτὸν αἴτια ἐξίσης ἀξιομνημόνευτον (1).

Ὁ ἀνὴρ οὑτοσί, μετὰ τὸ ἐκδιδαχθῆναι ἐν τῷ γυμνασίῳ τῆς πατρίδος αὐτοῦ Φιλιππουπόλεως (πόλις δὲ αὕτη τῆς παλαιᾶς Θράκης ἐςι) τὴν ἀρχαίαν ἑλληνικὴν, τὰ ἐγκύκλια μαθήματα, καὶ τὴν φιλοσοφίαν, εἰς τὸ τοῦ Βουκουρεςίου (2), μείζονα προκοπὴν ἐν ἐκείναις ταῖς ἐπιςήμαις λαβεῖν ἐπιθυμῶν, παρεγένετο. Ἐκ ταύτης δὲ τῆς σχολῆς ὁ ἡμέτερος συγγραφεὺς ἐξελθὼν, εἰς τὴν ἐν Αὐςρίᾳ Βιένναν ἀφίκετο, ἔνθα τὰ διάφορα τῆς ἰατρικῆς μέρη ἐκδιδαχθεὶς, ἐκεῖθεν τῇ ἐνδόξῳ ἀκαδημίᾳ τῆς Σαξονικῆς Ἰένης προσῆλθε, καὶ τούτων τῇδε τελεσθέντων, τῆς τοῦ ἰατροῦ καὶ χειρούργου, ἧς ἄξιον αὐτὸν αἱ ἴδιαι γνώσεις ἐποίουν, ἐντίμου τελευταῖον ἐπωνυμίας ἔτυχεν.

Ὁ ἡμέτερος συγγραφεὺς ὑπὸ εὐγενοῦς φιλοτιμίας διάπυρος ὢν, ἀντὶ τοῦ ἐκδοῦναι ἐν τῇ αὐτοῦ ἀναῤῥήσει, ὡς ἔθος ἐςι, διάλεξίν τινα περὶ τῶν ἰατρικῶν ὑποκειμένων, ὑπόθεσιν εὐρυτέραν καὶ ἐπαίνου ἀξιωτέραν ἐξελέξατο· σπουδαῖον γὰρ σύγγραμμα συνύφανε, τούς γε τὸ αὐτὸ ςάδιον διατρέξειν μέλλοντας, ὁδηγῆσαι δυνάμενον. Εἰ καὶ τοῦτο μεγάλης ἐν

(1) Ἤδη τούτου τοῦ συγγράμματος εὔφημον μνείαν πολλαὶ ἰατρικαὶ ἐφημερίδες τῆς Γερμανίας ἐποιήσαντο, οἷον ἡ τοῦ Σαλσβούργου ἡ τοῦ Αλτεμβούργου, ἡ τῆς Ἅλης, καὶ ἡ τοῦ Βερολίνου.

(2) Ἀδύνατον τῷ τοῦτο ὀνομάσαντι μὴ οὐχὶ, μικρᾶς παρεκβάσεως γενομένης, τὸν προσήκοντα ἔπαινον τῇ μεγαλοψυχίᾳ καὶ γενναιότητι τοῦ ἀρχιερέως, πρώην Ἄρτης, νῦν δὲ Βουκουρεςίου, τοῦ σοφοῦ Ἰγνατίου, ἀποδοῦναι, ὃς, κατὰ τὸ παρελθὸν ἔτος, τὴν τοῦ Βουκουρεςίου σχολὴν ὑπὸ τὴν αὐτοῦ λαβὼν προστασίαν, καὶ Λύκειον ταύτην ἐπονομάσας, τὰ ἀναγκαῖα χρήματα εἴς τε τὴν τῶν διδασκάλων ἐν αὐτῇ διαμονὴν, καὶ τὴν τῶν μαθητῶν ἕλξιν προσεπόρισε.

un ouvrage aussi intéressant pour les objets qui y sont traités que pour les motifs qui le lui ont fait entrependre (1).

Ce savant, après avoir commencé à étudier le grec littéral, les belles-lettres et la philosophie, dans le gymnase de Philoppopolis, sa patrie, ville de l'ancienne Thrace, est venu se perfectionner dans celui de Bucherest (2); et sortant de cette école, il a été à Vienne en Autriche étudier les différentes branches de la médecine, et il est venu se perfectionner dans l'illustre université d'Iena en Saxe, où il a reçu le titre honorable dont ses connoissances le rendoient digne, celui de docteur en médecine et en chirurgie.

Notre auteur, enflammé d'une noble ambition, au lieu de publier, suivant l'usage, en recevant ce titre, une simple dissertation sur un sujet de médecine, a embrassé un plan beaucoup plus étendu et beaucoup plus digne d'éloge; il a composé un ouvrage capable de guider ceux qui entreprendront de parcourir la même carrière. Quoiqu'on y

---

(1) Plusieurs journaux de médecine Allemands ont déjà fait un rapport avantageux de cet Ouvrage: tels sont ceux de Saltzbourg, d'Altembourg, de Halle en Saxe, et de Berlin.

(2) On ne peut nommer ce gymnase sans accorder un juste tribut d'éloge à la magnificence et à la générosité d'Ignatius, autrefois archevêque d'Arta, aujourd'hui de Bucherest, qui, l'année dernière, a pris l'école de Bucherest sous sa protection, lui a donné le nom de Lycée, et fourni les fonds nécessaires pour y fixer des maîtres et y attirer des élèves.

ταῖς ἐπιςήμαις προκοπῆς, ἀκριβοῦς τε ἅμα διανοίας ἐπίδειξιν ποιεῖ, ὅμως τῆς νεότητος ἕνεκα, ὡς αὐτὸς ὁμολογεῖ, οὕτω περιδεὴς ἦν πρὸς τὰς ἑαυτοῦ δυνάμεις, ὥςε ὀκνῆσαι καινόν τι συγγράψαι καὶ φανερῶσαι περὶ τῆς τέχνης, ὑπὲρ ἧς τοσοῦτοι σοφοὶ ἄνδρες εὐτυχῶς ἐσπούδασαν. Τοιγαροῦν τὰ κάλλιςα τῶν ἰατρικῆς πέρι διαλεγομένων συγγράμματα πολὺν χρόνον μετὰ προσοχῆς ἀναγνοὺς καὶ μελετήσας, ἐκλογήν τε τῶν οὐσιωδεςάτων, καὶ γνώσεως ἀξιωτάτων, μετὰ πολλῆς ἀγχινοίας ποιήσας, ἐν μορφῇ ἀξιοθεάτῳ κεφαλαιωδῶς ἡμῖν ταῦτα προσήνεγκε.

Τὸν δὲ τοῦ διαλόγου τρόπον προείλετο, ὡς τὸ πρόχειρον αὐτῷ παρέξοντος μετὰ μείζονος παῤῥησίας περί τινων διαλέξασθαι, ἐν οἷς ἀποςῆναι τῆς κοινῆς ὁδοῦ ἄξιον ὑπέλαβε. Μετὰ μεγάλης μέντοι τέχνης τὰς ἀεὶ τὸν διάλογον ἀηδῆ ποιούσας ἐπαναλήψεις ἀπέφυγεν, ἐξ οὗ πολὺ ὄφελος τῷ συγγράμματι αὐτοῦ προσεγένετο.

Ἀντὶ δὲ τοῦ συνδιαλεγόμενον διηνεκῆ παραδεχθῆναι, ἀκροατὴν μὲν εἰσήγαγε τὸν Ἰατροκλέα, μετὰ προσοχῆς τοὺς προτεινομένους λογισμοὺς κρίνοντα· ὁ δὲ Εὐθύφρων τὰς ἀντιλογίας προλαμβάνων, οὐδαμῶς τὴν ἐρώτησιν ἀναμένει. Καὶ τοῦτο μὲν παρέτρεψε τὸν συγγραφέα εἰς πολλὰς παρεκβάσεις, ἀλλ' ἀντὶ τοῦ ταύτας βλάπτειν τὸ σύγγραμμα, αἱ δὲ τοῦτο πεποικιλμένον θαυμαςῶς ἀπεργάζονται.

Τουτὶ τὸ σύγγραμμα εἰς δύο μέρη διήρηται· καὶ ὅτι μὲν τὸ πρῶτον μέρος τῷ ὑπὸ τῆς ἐπιγραφῆς τῆς βίβλου προβληθέντι ὑποκειμένῳ οὐκ ἐςὶ παντελῶς σύμφωνον, καὶ ὁ συγγραφεὺς αὐτὸς ὁμολογεῖ, τὸ δὲ δεύτερον εὐθὺ τοῦ τεθέντος ὅρου συντείνει.

reconnoisse une vaste érudition, réunie à un jugement exquis, il s'est tellemen méfié de ses forces, en raison de sa jeunesse, comme il l'avoue lui-même, qu'il n'a pas osé rien publier de nouveau sur un art dont se sont occupés avec succès tant d'hommes célèbres : en conséquence, après avoir étudié et médité long-temps les ouvrages les plus importans, publiés sur l'art de guérir, il a fait avec beaucoup de discernement un choix des choses les plus essentielles à connoître, et il les a présentés sous un point de vue intéressant.

Il a préféré la forme de dialogue, parce qu'elle lui procuroit la facilité de discuter plus librement certains objets, à l'égard desquels il a cru devoir s'écarter de la voie ordinaire; néanmoins, il a évité avec beaucoup d'art les répétitions qui rendent toujours le dialogue fastidieux, et son ouvrage gagne beaucoup à la forme qu'il a adoptée.

Au lieu d'admettre un interlocuteur, il a introduit Iatroclès, auditeur, juge attentif des idées qui lui sont proposées; Euthyphron prévient toutes les objections, sans attendre qu'on lui fasse aucune question; ce qui, à la vérité, l'a entraîné dans plusieurs disgressions, mais, loin d'être un défaut, elles rendent l'ouvrage extrêmement varié et agréable.

Il est divisé en deux parties : l'auteur convient que la première ne répond guère à l'objet annoncé par le titre, mais la seconde va directement au but.

Αἱ τῶν συγγραφέων μαρτυρίαι εἰσὶ μὲν πολυάριθμοι, ταύτας δὲ ἔδοξε τῷ συγγραφεῖ πολλαπλασιάσαι, οὐ ματαίας ἐπίδειξιν ποιῆσαι βουλομένῳ παιδείας, ἀλλ' ἵνα σαφέςερον δηλώσειε πολλὰς γνώμας, αἳ ὡς νέαι ὑπὸ τῶν νεωτέρων προβέβληνται, πάλαι ἤδη τοῖς ἀρχαίοις γνωςὰς πεφυκέναι· οὐ μὴν ἀλλὰ τούτῳ καὶ ὡς ἐλέγχῳ ἐχρήσατο, ἄλλαις δόξαις, αἳ τὴν ἀρχὴν δυσχερῶς προσδεκταὶ ἂν ἐφάνησαν, πίςιν καὶ κῦρος περιποιούμενος· ἔσχατον δὲ εὐλαβῶς εἶχεν, ὃ δὴ σπάνιον ἐν τῷ νῦν αἰῶνί ἐςιν, ὅσα ἐξ ἄλλων παρέλαβεν, ὡς καινὰ ταῦτα προθεῖναι. Ὡς ὢν δὲ πεπεισμένος τὰς ἐπιςήμας τελειοτέρας γίνεσθαι, ἡνίκα μετὰ τόλμης τὰ τῶν ἐνδοξοτάτων ἀνδρῶν ἀποκαλύπτεται πταίσματα, ἀεὶ τὴν ἰδίαν δόξαν μετὰ παῤῥησίας προτείνει, μηδοτιοῦν τὸ ἀξίωμα, οἷόν ποτ' ἂν εἴη, αἰδούμενος.

Ὅ γε σοφὸς Γεωργιάδης, ἐν τῷ αὐτοῦ συγγράμματι τὰ ἀναγκαιότατα τῆς ἰατρικῆς θεωρήματα σαναγαγεῖν προκείμενον μάλιςα σκοπὸν ἔχων, τοῦτο ἐν τῇ ἀρχαίᾳ ἑλληνικῇ συγγράψαι προείλετο, ἵνα καί τις ὠφέλεια τοῖς ὁμογενέσιν αὐτοῦ (τὴν ἀρχαίαν ἑλληνικὴν οὐχ ἧττον τῆς νεωτέρας νυνὶ γινώσκουσιν) ἐκ τῶν πολυτελῶν ὑπ' αὐτοῦ ἐν Εὐρώπῃ συλλεγεισῶν γνώσεων προσγένοιτο· προσέθετο δὲ τῷ συγγράμματι καὶ τὴν λατινίδα μετάφρασιν, τὸ πρὸς τοὺς Διδασκάλους χαριςήριον αὐτοῦ φανερῶς μαρτυρήσουσαν. Ἡ λέξις αὐτοῦ εὐάρεςος ὑπάρχει, ἡ ῥῆσις καθαρὰ, καὶ τῇ τῶν καλλίςων ἀρχαίων συγγραφέων, οἷς νύκτωρ καὶ ἡμέραν ἐσχόλαζεν, ἔχουσα τυχὸν συγκριθῆναι. Τουτὶ τὸ πόνημα ὁδηγὸς γενέσθαι τοῖς νέοις ἰατροῖς δύναται, οἳ τὴν ἑλληνικὴν διάλεκτον μαθεῖν ἐπιθυμοῦσιν.

Ἐν τῷ πρώτῳ μέρει διαλέγεται περὶ τῶν γενικῶν, καὶ τῷ

Les citations sont fort nombreuses. Il a cru devoir les multiplier, moins pour étaler une vaine érudition que pour prouver que, plusieurs idées proposées comme neuves par les modernes, avoient été adoptées par les anciens; c'étoit en outre un moyen d'inspirer plus de confiance pour d'autres opinions qui, au premier abord, n'auroient pas paru admissibles : enfin, il s'est fait un scrupule, rare de nos jours, de ne pas donner comme neuf ce qu'il a puisé chez les autres. Convaincu que ce n'est qu'en relevant hardiment les erreurs des hommes les plus respectables qu'on peut perfectionner la science, il ne s'est jamais laissé éblouir par aucune autorité, il a toujours proposé son opinion librement.

Le docteur Georgiades ayant eu particulièrement pour objet de concentrer dans son ouvrage les préceptes les plus importans de l'art de guérir, s'est déterminé à l'écrire en grec littéral, pour mettre ses compatriotes (à qui cette langue est aujourd'hui aussi familière que le grec vulgaire), à même de profiter des richesses qu'il a puisées en Europe; et il y a jo[illegible] une traduction latine, comme un témoignage des sentimens de reconnoissance dont il est pénétré pour ses maîtres. Son style est agréable, la diction en est pure et peut être comparée à celle des meilleurs auteurs de l'antiquité, qu'il a médités jour et nuit. Cet ouvrage peut servir de guide aux jeunes médecins qui se proposent d'apprendre la langue grecque.

La première partie roule sur les connoissances

ἰατρῷ ἀναγκαιοτάτων ἐπιςημῶν· περὶ ἀνθρώπου, ὑγείας καὶ νόσων.

Πρὶν ἢ δὲ τῆς ὑποθέσεως ἄρξασθαι, ἐνδίκως μέμφεται ὁ συγγραφεὺς τοῖς πολλοῖς, οἳ καθόλου κρίσιν περὶ τῆς ἰατρικῆς ποιοῦσιν ἐξ ἑσμοῦ τινος ἀμαθῶν, τὴν σεβασμίαν ταύτην τέχνην εἰδέναι προσποιουμένων, μᾶλλον ἢ ἐκ τῶν ὄντως πεπαιδευμένων καὶ ἐιδημόνων. Μόνοι γὰρ οἱ ἀμαθεῖς τὰς φύσει ἰασίμους τῶν νόσων ἀνιάτους ποιοῦσιν· οἱ δὲ μηδεμίαν τῶν ἐπιςημῶν, αἳ ἀξίους ἡμᾶς τῆς ἐντίμου ἐπωνυμίας τοῦ ἰατροῦ ἀποδεικνύουσι, παραμελήσαντες, εὐχερῶς πρὸς πάντας τοὺς ἰάσεως ἐπιδεκτικοὺς θεραπείαν ἐπάγουσι. Καὶ μὴν ἰςέον ὅτι οἱ τὸ ἐπίπονον τόδε ςάδιον διαδραμεῖν ἐπιθυμοῦντες, οὐκ ἄλλως τοῦ σκοποῦ ἐπιτυχεῖν δυνήσονται, ἢ τῇ πείρᾳ τὴν θεωρίαν συζεύξαντες, καὶ τὰ ἴχνη τῶν εὐτυχῶς τὴν ἰατρικὴν μεταχειρισαμένων βαδίζοντες, καὶ τὸν ἐκείνων τρόπον ζηλοῦντες, μηδὲ πρότερον ἀφιστάμενοι τούτου, εἰ μὴ ὅτε ὑπὸ λόγων ἰσχυρῶν πείθονται· οὕτω γὰρ μόνον ἐλπὶς αὐτοῖς ὑπολείπεται ἐν ταύτῃ τῇ τέχνῃ εὐδοκιμήσειν, εὐκλείας τε καὶ τιμῆς παρὰ τοῖς πεπαιδευμένοις τεύξεσθαι· τὰ δὲ κατὰ τῶν ἰατρῶν τοξευθέντα καταγέλαςα λοιδορήματα, τῶν ἀμαθῶν μόνον ἅπτεται.

Οἵ γε καλῆς ἀγωγῆς καὶ παιδείας τυχόντες οὐκ ἀγνοοῦσιν, ὅτι ὁ ἐμπειρότατος ἰατρὸς, καίπερ πάσῃ μηχανῇ τὴν θεραπείαν περιποιεῖσθαι σπουδάζων, πολλάκις κωλύμασι περιπίπτει ἀνυπερβλήτοις ἐκ τῆς ἰδιοσυγκρασίας, καὶ τοῦ τῆς διαίτης τρόπου τῶν νοσούντων ἀναφυομένοις· ἐνταῦθα δὴ συγχωροῦμεν οὐκ ἀεὶ οἷόν τε εἶναι αὐτῷ ἀκριβῶς κρίνειν περὶ τῆς θεραπευτικῆς ὁδοῦ, ἣν τρέπεσθαι ὀφείλει· ἀλλά γε οὐ τοῦτο καθόλου ἀποδοτέον ἐςὶ τῇ μεγίςῃ τῶν ἀσθενούντων ἀμελείᾳ, οἳ τὸν καιρὸν, καθ' ὃν ἄν τις τὰς νόσους εὐτυχῶς πραγματεύσασθαι ἔχοι, παρελθεῖν

générales, nécessaires aux médecins : sur l'homme, la santé et les maladies.

Il se plaint avec justice, avant d'entrer en matière, de ce que le public juge en général les médecins plutôt d'après une foule de gens qui se livrent à cet art respectable sans le connoître, que d'après ceux qui sont vraiment instruits; c'est l'ignorant qui rend incurables les maladies guérisables de leur nature. Celui au contraire qui n'a rien négligé pour se rendre digne du titre honorable de médecin, sauve tous les malades susceptibles de guérison. Mais il est essentiel que tous ceux qui entreprennent de suivre cette carrière difficile, ne perdent jamais de vue que ce n'est qu'en réunissant la théorie à la pratique, en marchant sur les traces de ceux qui ont exercé la médecine avec succès, et en suivant avec persévérance leur méthode, tant qu'on ne rencontrera pas de fortes raisons de s'en écarter, qu'on peut espérer exceller dans cet art, mériter l'estime et le respect du public éclairé; car toutes les ridicules invectives, lancées contre les médecins, ne peuvent tomber que sur les ignorans.

Les hommes bien élevés et instruits n'ignorent pas que le médecin le plus habile, quelques tentatives qu'il fasse, rencontre souvent des obstacles insurmontables, qui dépendent de la constitution des malades et du genre de vie qui a disposé peu à peu à la maladie; nous convenons qu'alors il peut être incertain sur la marche qu'il doit suivre; mais ne doit-on pas en général attribuer cet embarras à la négligence extrême des malades qui ont laissé échapper le moment

ἐῶντες, ἀδίκως τοῖς ἰατροῖς, ὡς δῆλόν ἐςιν, ἐφ' οὓς κατέφυγον, μέμφονται;

Ἡ ἰατρικὴ ἰδίοις καὶ ἀμεταβλήτοις νόμοις χρῆται καὶ ὑποςηρίζεται, ἐπὶ ἐμπειρίᾳ μὲν ἱδρυμένοις πολυχρονίῳ· ἀλλὰ τὸν ταύτην μετ' ὠφελείας μεταχειρίσασθαι ἐπιθυμοῦντα, δεῖ πλείους γε ἐπιςήμας, δυσχερεςάτην αὐτὴν ἀποφαινούσας, προλαβόντα κτήσασθαι. Αὕτη γὰρ δεῖται μνήμης εὐτυχοῦς, εὐμοίρου φύσεως, δικαιοκρισίας, πολλοῦ χρόνου, καὶ πλείονος γενναιότητος, θαυμαςῆς εὐφυΐας, ὑγείας ςερεωτέρας, τοῖς εἰς τὴν κτῆσιν τῆς τέχνης ταύτης ἀπατουμένοις πόνοις ἀντιςῆναι δυνησομένης, καί τινος χρηματικῆς εὐπορίας, οἵας ἐπὶ τὰς πολλὰς δαπάνας ἀρκέσαι, ἃς τὸν αὐτὴν διδαχθησόμενον ἐν πολλοῖς ἔτεσιν ὑποφέρειν ἀνάγκη.

Μάλιςα μὴν πάντων εὐκτέον ἂν εἴη πάντας τοὺς περὶ τὰς ἐπιςήμας διατρίβοντας ἐν μιᾷ γλώσσῃ ἐκ συνθήκης συγγράφειν. Οὕτω γὰρ τῆς πολλοῦ χρόνου, εἰς τὴν τῶν κυριωτέρων τῆς Εὐρώπης φωνῶν μάθησιν ἀπαιτουμένου, ἀπωλείας ἐκκλινομένης, ἕκαςος ταῖς δόξαις, τῶν ἐν διαφόροις ἔθνεσι σοφῶν ἔχοι ἂν ἐντυγχάνειν, μηδαμῶς εἰς τὰ μεταφράσεις, ἀεὶ πίςεως μὴ οὔσας ἀξίας, καταφύγειν ἀναγκαζόμενος. Ἀλλ' οἱ καθ' ἡμᾶς συγγράφοντες σοφοὶ τοὐναντίον πράττουσιν, ἀντὶ γὰρ τοῦ ἐν οὕτως οὐσιώδει πραγματείᾳ συμφωνῆσαι, προσαύξειν μᾶλλον τὰς δυσχερείας, τοῦ τὰς σφῶν γνώςεις ἀλλήλοις ἀμοιβαίως κοινωνεῖν, φαίνονται, τὰ γὰρ ἐκ παλαιοῦ παραδεχθέντα, καὶ χρημάτων ἤδη πρὸ πολλοῦ ἐγνωσμένων σημαντικὰ ὀνόματα, ἀποῤῥίπτουσιν.

Ὁ σοφὸς ἡμέτερος συγγραφεὺς ὁμολογεῖ τὰ ἀρχαῖα τῶν ὀνομάτων μὴ ὁμοίως τοῖς νεωτέροις εὐκρινῆ νοήματα ὧν σημαίνουσι χρημάτων διδόναι, ἀλλ' ἢ ἐκ τῶν νεωτέρων, φησίν,

favorable pour pouvoir être traités avec succès ? C'est donc à tort qu'ils se plaignent de ceux auxquels ils ont recours.

La médecine a ses règles fixes, fondées sur une longue expérience; mais pour la pratiquer avec fruit, il faut commencer par acquérir une foule de connoissances qui la rendent extrêmement difficile. Elle exige une mémoire heureuse, un génie élevé, un jugement exquis, beaucoup de temps et de courage, une grande pénétration d'esprit, une santé capable de résister aux travaux habituels qu'exige cet art, et une certaine aisance pour suffire aux grandes dépenses que l'étudiant est obligé de faire pendant un grand nombre d'années.

Il seroit fort à désirer que tous ceux qui se livrent aux sciences, convinssent entre eux d'écrire dans une seule langue, on éviteroit ainsi la perte de temps immense qu'exige l'étude des principales langues de l'Europe, lorsqu'on veut connoître les opinions des savans des différentes nations, sans avoir recours aux traductions qui sont toujours infidèles. Mais, loin de se réunir sur un objet aussi important, les savans qui écrivent aujourd'hui semblent augmenter les difficultés de se communiquer mutuellement leurs idées, en rejetant les noms anciennement adoptés pour les choses connues depuis long-temps.

Notre savant auteur convient que ces noms donnent des idées moins claires de l'objet qu'ils désignent, que les nouvelles dénominations ; mais, ajoute-t-il,

ὀνομάτων ὠφέλεια, τῇ συγχύσει, καὶ τῇ τοῦ χρόνου ἀπωλείᾳ, ἣν αὐτὰ ποιεῖ, οὐκ ἔςιν ἀνάλογος. Σχολαςέον, ὡς Γαληνὸς ἐντέλλεται, τῇ γνώσει τῶν πραγμάτων μᾶλλον, ἢ τοῖς τούτων ὀνόμασιν· οἵαις γὰρ ὄντως ὁ νέος ἰατρὸς περιπίπτει ταῖς δυσχερείαις, τῇ μνήμῃ ἐγχαράξαι τε καὶ διατηρῆσαι τὰς ἐξ ὀλίγων ἐτῶν, ὑφ' ἑκάςου τῶν νέα συςήματα προβεβληκότων, παραδεχθείσας λέξεις, ἀγωνιζόμενος! Πόσαι ἀμφιβολίαι πολλάκις ἐκ τούτου ἀναπεφύκασιν! Ὥςε εἶναι ἀδύνατον δύο ἰατροὺς περὶ τῶν οὐσιωδεςάτων τῆς ἰδίας τέχνης ὑποκειμένων λαλεῖν, καὶ συνιέναι ἀλλήλων, μὴ πρότερον περὶ τῆς σημασίας, ἣν ἑκάτερος ταῖς λέξεσιν, αἷς χρῆται, δίδωσι, συμφωνήσαντας. Κατὰ δυσμοιρίαν οἱ μόλις τὰ τῆς ἰατρικῆς ὄργια ὀργιάσαντες, τὰ μόνῳ τῷ ὀνόματι καινοφανῆ βιβλία κτήσασθαι σπεύδουσι, τὰς καινὰς ὀνομασίας καινῶν πραγμάτων σημαντικὰς ὑπάρχειν οἰόμενοι, ἀλλ' ἡ τούτων ἀνάγνωσις πολλάκις, ὅσον ἐξηπάτηνται, φανερῶς ἀποδείκνυσι. Προσέτι τοῖς προειρημένοις βλάβεσι τῶν νέων ὀνομάτων καὶ τουτὶ τὸ ἄτοπον προσῳκειώθη, ὅτι τοὺς θησαυροὺς τῶν πάλαι σοφῶν ἀνδρῶν, οὓς ἐκεῖνοι κατέλιπον ἐν βιβλίοις γράψαντες, ἀνελίττειν καὶ διέρχεσθαι ἀδύνατον, τοῖς μὴ πρότερον τὰ ὀνόματα, οἷς αὐτοὶ ἐχρήσαντο, μεμαθηκόσι.

Ὁ μὲν ταῖσδε, αἷς ἔφθημεν εἰπόντες, ταῖς ἀρεταῖς προέχων ἰατρὸς, τὰ τῆς ἰατρικῆς ὅρια παρατεῖναι δήπου δυνήσεται, ἐξ οὗ γὰρ εἰς ἓν πάντα τὰ αὐτῶν ἐπιχειρήματα συναγαγεῖν οἱ πεπαιδευμένοι ἄνδρες ἔγνωσαν, ἡ θεραπεία παμπόλλων νόσων βεβαιοτέρα ἐγένετο, οἷον τῶν διαλειπόντων πυρετῶν, τῶν δυσεντεριῶν

l'avantage qu'on retire de ces dernières n'est pas proportionné à l'embarras et à la perte de temps qu'elles entraînent. Occupons-nous plutôt, comme le recommande Galien, de la connoissance des choses même que des mots. En effet, que de difficultés ne rencontre pas le jeune médecin pour introduire et conserver dans sa mémoire les termes adoptés depuis un petit nombre d'années, par chacun de ceux qui ont proposé de nouveaux systêmes. Qu'elle confusion n'en est-il pas résulté. Les choses sont au point qu'il est impossible que deux médecins puissent raisonner sur les objets les plus importans de leur art, et s'entendre, s'ils ne commencent par convenir de la signification que chacun d'eux donne aux termes dont il se sert. Malheureusement ceux qui sont à peine initiés dans la science, s'empressent de se procurer tout livre nouveau, d'après le titre seul, s'imaginant qu'une nouvelle dénomination indique des choses neuves; mais la lecture leur prouve souvent qu'ils se sont bien trompés. Ces dénominations mettent en outre dans l'impossibilité de jouir des trésors précieux que nous ont transmis les anciens philosophes, si l'on ne fait une étude particulière des noms dont ils se sont servis.

Tout médecin, doué des avantages dont nous avons fait l'énumération, reculera certainement les bornes de l'art; c'est par les efforts réunis des hommes instruits que le traitement de quantité de maladies, telles que les fièvres intermittentes, les dyssenteries et quantité d'autres, est devenu plus certain; et que

σεντεριῶν, καὶ μυρίων ἄλλων· καὶ προσέτι ὁ δαμαλισμὸς τῆς δεινοτάτης μάςιγος τὸ ἀνθρώπινον γένος ἐῤῥύσατο.

Ἐν τῷ γ΄ κεφαλαίῳ, ὀρθόταται καὶ ὠφελιμώταται γνώσεις περὶ φύσεως ἀνθρώπου εὑρίσκονται, καὶ ἐπὶ τούτοις θερμοτάτη καὶ χαριεςάτη σύγκρισις τοῦ ἀνθρώπου νηπίου ὄντος πρὸς τὰ τῶν ζώων νεογνά. Ὁ πολυμαθὴς συγγραφεὺς ἀποδείκνυσιν ὡς εἰ ταῖς νόσοις μᾶλλον ἢ ἐκεῖνα ὑποκείμενοι ἐσμὲν, ταύτης τῆς συμφορᾶς αἰτία ἐςὶν ὁ τῆς διαίτης τρόπος, καὶ αἱ πολλαπλάσιαι ἀκολασίαι, περὶ ἃς οἱ ἐν πόλεσι συνδιατρίβοντες πλημμελοῦσι. Τὰ γὰρ σωφρόνως καὶ μετρίως ζῶντα, μόναις τε ταῖς φυσικαῖς καὶ ἀφεύκτοις ὀρέξεσιν ἑπόμενα ἔθνη, καὶ τὰ ὀνόματα πολλῶν ἀσθενειῶν ἀγνοοῦσιν, αἷς οἱ ἐν πόλεσι διάγοντες καὶ τρυφῇ καὶ μαλθακίᾳ ἐκνενευρισμένοι, πιέζονται. Πολύ τι πλῆθος γυναικῶν ἐν τρυφῇ τεθραμμένων, ἀφορήτοις ὀδύναις κατέχονται, τῆς ἐμμήνου ῥύσεως ἐφιςαμένης, ἢ ἤδη ῥεούσης. Οἱ δὲ τοκετοὶ αὐτῶν πολλάκις δυσχερεῖς εἰσὶ, καὶ δεινὰς καὶ βαρείας τὰς ἀκολουθίας ἔχοντες· αὗται αἱ ταλαιπωρίαι ἐκ τῆς αὐτῶν ἀγωγῆς δήπου τὴν ἀρχὴν ἕλκουσιν, εἴπερ αἱ τῆς ἁπλότητος τῆς φύσεως μὴ ἀποςᾶσαι τῶν ἀγρίων ἐθνῶν γυναῖκες πάντων τούτων ἀπηλλαγμέναι εἰσίν.

Ἐν τῷ δ΄ κεφαλαίῳ ὁ συγγραφεὺς σύγκρισιν τῆς ὑγείας πρὸς τὴν νόσον ποιεῖ· τὴν ἐντελῆ ὑγείαν ἐν τῇ ἐπινοίᾳ μόνον ὑφεςηκέναι οἰόμενος, αὕτη δὲ καὶ συμβᾶσα κατὰ τύχην, βραχὺν ὅσον καιρὸν διαρκεῖ, ὡς τοῦ ἡμετέρου σώματος διηνεκέσιν ὑποκειμένου μεταβολαῖς. Αἱ δὲ περὶ τούτων καθ᾽ ἕκαςον ἐξετάσεις ἄξιαί εἰσι προσεκτικῶς ἀναγνωσθῆναι· οὐ γὰρ ἁπασῶν ἐνταῦθα μνησθῆναι ἔχομεν. Σημειωτέον δὲ, ὡς κατά τινα τοῦ

la vaccination enfin a délivré le genre humain du plus terrible fleau.

Le chapitre III offre les idées les plus justes et les plus intéressantes sur la nature de l'homme, et une comparaison aussi piquante qu'agréable de l'état de l'homme naissant avec celui des animaux. Notre savant écrivain démontre que, si nous sommes plus sujets aux maladies que les derniers, on doit l'attribuer à notre manière de vivre, aux excès en tout genre auxquels se livrent les hommes réunis en société ; car les nations qui mènent une vie sobre, qui ne suivent que leurs appétits naturels et indispensables, ignorent jusqu'aux noms de quantités de maladies dont sont affligés les habitans des villes énervés par le luxe et la mollesse. Quantité de femmes, mollement élevées, éprouvent des douleurs excessives aux approches ou pendant le cours de leurs grossesses ; leurs accouchemens sont souvent difficiles et suivis d'accidens graves, qu'on ne peut attribuer qu'à leur éducation, puisque ces cas sont très-rares chez les femmes des peuples sauvages, qui ne se sont jamais écartées de la simplicité de la nature.

Il compare dans le chap. IV la santé avec la maladie : il pense que la parfaite santé est un être de raison, et que quand elle existe par hasard, elle est de très-courte durée, parce que notre corps éprouve des changemens continuels. Les détails qu'il donne sur cet objet, méritent d'être lus avec attention. Je ne puis le suivre, mais je crois devoir ob-

Πλουτάρχου μαρτυρίαν ἀποδείκνυται, ὡς πάλαι οἱ σοφοὶ προέβαλον τὸ ψύχος μὴ αὐθύπαρκτον, ἀλλὰ τῆς θερμότητος ςέρησιν πεφυκέναι.

Ἐν τῷ ε' κεφαλαίῳ, περὶ μακροβιότητος καὶ βραχύτητος τῆς ζωῆς πραγματευομένῳ, ὁ συγγραφεὺς παρατηρεῖ ὡς καθόλου αἱ γυναῖκες χρόνον ζῶσι πολὺ πλείω τῶν ἀνδρῶν, τοὐναντίον δὲ τοῦ ἑκατοςοῦ ἔτους καὶ ἐπέκεινα, πλείους μὲν ἄνδρες, ἐλάττους δὲ γυναῖκες τυγχάνουσιν. Ἀρνηθῆναί γε οὐκ ἔχομεν, ὡς νῦν ὁ τῶν μακροβίων ἀριθμὸς οὐ τοσοῦτος, ὡς πάλαι ἐςίν, ἀλλ' ὅμως τὸ τῆς ἀνθρωπίνης ζωῆς ςάδιον τὸ αὐτὸ ἐντελῶς ὑπάρχει· ἐξέλιπε γὰρ ἂν μέχρι τοῦ νῦν τὸ ἀνθρώπινον γένος, εἴπερ, ὡς οἱ πλεῖςοι λογίζονται, ἡ τοῦ ἀνθρώπου ζωὴ ἀναλόγως τῷ κόσμῳ γηράσκοντι συνεβραχύνετο· εἰ δὲ νῦν οἱ ἑκατονταετεῖς σπανιώτεροι ἢ κατὰ τοὺς ἀρχαίους αἰῶνας εἰσί, τοῦτο μέντοι ταῖς συμβάσαις ἐπὶ καιρῶν τῇ τῆς γῆς σφαίρᾳ μεταβολαῖς, μᾶλλον δὲ τῇ διαίτῃ ἀποδοτέον. Τοῦτο τὸ ἀληθὲς ἐν πᾶσι τόποις καὶ κλίμασιν ἐντελῶς συνδοκιμάζεται· ἁπανταχοῦ γὰρ κατὰ τὸ μᾶλλον καὶ ἧττον ἑκατονταετεῖς καθορῶνται· ἀεὶ μέντοι γε οὗτοι πλείους εἰσὶν ἐν τοῖς ὑψηλοτέροις, ψυχροτέροις τε καὶ ἀρκτικωτέροις κλίμασιν (οἷον ἐν τῇ Σουηκίᾳ, Νορβεγίᾳ, Δανίᾳ, καὶ Ἀγγλίᾳ), ἢ ἐν τοῖς θερμοῖς τε καὶ κοίλοις. Ἐν γὰρ τοῖς προτέροις κλίμασιν ὤφθησάν τινες ἄχρις ρν' ἐτῶν καί τι πρὸς βιώσαντες· ἡ δὲ ζωὴ ἐν τοῖς ψυχροτάτοις τόποις, οἷοι οἱ περὶ τοὺς πόλους, βραχυτέρα ἐςί.

server qu'il prouve, d'après un passage de Plutarque, que les anciens avoient déjà avancé que le froid n'étoit pas un être réel, mais la privation de la chaleur.

Dans le chap. v, qui roule sur la longueur et la brièveté de la vie, l'auteur observe que quoiqu'en général les femmes vivent beaucoup plus longtemps que les hommes, on a vu plus d'hommes que de femmes aller au delà d'un siècle. On ne peut nier que les centenaires ne sont pas aussi communs qu'autrefois ; néanmoins le cours de notre vie est absolument le même que dans les premiers siècles du monde. Le genre humain seroit presque anéanti aujourd'hui si la vie de l'homme étoit devenue plus courte à proportion que le monde a vieilli, comme on le croit communément : si les centenaires sont plus rares que dans les premiers siècles, on ne peut l'attribuer qu'aux divers changemens survenus au globe terrestre, et surtout à la manière de vivre. Cela est vrai pour tous les lieux et pour tous les climats, car il n'y en a pas où l'on ne rencontre plus ou moins de centenaires. Ils ont cependant toujours été moins rares dans les climats les plus élevés, les plus froids et les plus voisins du Nord (tels sont la Suède, la Nowerge, le Danemark et l'Angleterre), que dans ceux qui sont chauds et bas. On a vu dans ces premiers climats des hommes parvenir jusqu'à cent cinquante ans et plus : la vie est plus courte dans les pays extrêmement froids, tels que ceux qui sont situés sous les pôles.

Διὰ παντὸς ἀεὶ τοῦ αἰῶνος ὡμολογήθη, τὸ βεβαιότερον τῆς μακροβιότητος ἐπιτήδευμα ἐν τῇ τῶν παντοίων ὑπερβολῶν ἀποφυγῇ, καὶ μάλιστα ἐν τῇ σωφροσύνῃ, κεῖσθαι. Ἤρετό τις ποτε Γοργίαν τὸν ῥήτορα, (ὃς ἔτος ρη' ἄγων, καὶ τῇ ζωῇ προσοχθήσας, τροφῆς ἀπεχόμενος ἐτελεύτησε), πῶς αὐτῷ οἷόν τε ἐγένετο εἰς τοιοῦτον γῆρας ἀφικέσθαι, ἄνευ τινὸς τῶν αἰσθήσεων διαφθορᾶς; ὁ δὲ, διὰ τὸ μηδέποτε συμπεριενεχθῆναι ταῖς τῶν ἄλλων εὐωχίαις, ἀπεκρίνατο.

Τὸ τοῦ ϛ'. κεφαλαίου ὑποκείμενον, ἡ ἀρχὴ τῶν νόσων ἐστίν. Ὁ συγγραφεὺς γενικαῖς τισι διαιρέσεσιν ἀρκούμενος, διαιρεῖ τὰς νόσους εἰς δύο τάξεις, εἰς χυμικὰς δηλαδὴ καὶ εἰς μηχανικὰς, καὶ αἱ μὲν πρῶται ἐκ τῆς μεταβολῆς τῶν ὑγρῶν μορίων τοῦ σώματος τὴν ἀρχὴν λαμβάνουσιν, ἐκ τῆς τῶν στέῤῥων δὲ αἱ δεύτεραι· ἀλλά γε ὁμολογεῖ τὰς δύο ταύτας τάξεις μὴ διὰ μακροῦ διῃρημένας ἀπ' ἀλλήλων ἔχειν διαμεῖναι, ὡς τῇ τῶν ὑγρῶν μεταβολῇ ἀμέσως καὶ τῆς τῶν στεῤῥῶν ἑπομένης, καὶ ἐναλλάξ.

Αἱ τῶν νόσων αἰτίαι δύο εἰσὶν, ἐσωτερικαὶ, ἢ ἐξωτερικαί· ἢ ἐν τῷ σώματι δηλαδὴ, ἢ ἐκτὸς τούτου γεννῶνται· αὖθις αἱ αἰτίαι αὗται ἤτοι ὑλικαὶ τυγχάνουσιν οὖσαι, ἢ ἄϋλοι· καὶ αἱ μὲν πρῶται εἰσὶ κοινότεραι, αἱδ' ἔσχαται ὑπὸ τῶν παθῶν τῆς ψυχῆς ἐργάζονται.

Ἐσωτερικὴ αἰτία ἐστὶν ἡ διάθεσις, ἢ μᾶλλον εἰπεῖν, ἡ ἰδία ἑκάστῳ κατὰ σῶμα κατάστασις, ἢ τοῦτον καὶ ὑγιῆ ὄντα, εἰς νόσον τινὰ διατίθησιν, ἅμα τῷ αἰτιόν τι ἐξωτερικὸν συζευχθῆναι ἐκείνῃ. Καὶ τὰ ἰσχυρότατα δὲ τῶν ἐξωτερικῶν αἰτίων

L'on a reconnu de tout temps, que le plus sûr moyen de prolonger la vie consistoit à éviter les excès en tout genre, et surtout à vivre frugalement. On demandoit au rhéteur Gorgias (qui, à l'âge de cent huit ans, las de la vie, se laissa mourir de faim), comment il avoit pu parvenir à une extrême vieillesse, sans avoir souffert aucune altération de ses sens? il répondit que c'étoit en refusant constamment de se rendre aux grands festins auxquels on l'invitoit.

Le chap. VI a pour objet l'origine des maladies. L'auteur, après quelques divisions générales, en admet deux classes, savoir, les chymiques et les mécaniques; les premières consistent dans le changement des fluides; les secondes dans le changement des solides; il convient néanmoins que ces deux classes ne restent pas long-temps distinctes, parce que l'altération des fluides est bientôt suivie de celle des solides, et réciproquement.

Les causes de maladies sont internes ou externes, c'est-à-dire prennent naissance dans le corps ou hors du corps; ces causes sont matérielles ou immatérielles; les premières sont les plus communes; les dernières sont l'effet des affections de l'ame.

Les causes internes sont la disposition ou plutôt l'état particulier à tout iudividu qui, quoique sain, le dispose plus ou moins à la maladie, dès qu'une cause externe se réunit à cette disposition. Les causes externes les plus puissantes n'ont aucune

οὐδοτιοῦν κρατεῖν δύναται ἐκείνων, ἐξ ὧν αὕτη ἡ διάθεσις ἄπεστιν, ἢ καθῄρηται, ὥσπερ τοῦτο ἐν τοῖς τὸν λοιμὸν, ἢ τὴν φλυκταίνουσαν λοιμικὴν ἅπαξ νοσήσασι παρατηρεῖται· τὸ αὐτὸ καὶ ὁ δαμαλισμὸς ἀπεργάζεται, οὐ μὴν ἀλλὰ καὶ τὸ ἔθος τοῖς διὰ μακροῦ τοῖς ὀλεθριωτάτοις τῶν μιασμάτων προσπελάσασι· διὸ καὶ οἱ τῇ πράξει τῆς ἰατρικῆς ἐγγηράσαντες καθόλου μᾶλλον τῶν νέων ἰατρῶν ἀντίκεινται τοῖς μιάσμασιν.

Ὁ ἡμέτερος σοφὸς ἐν ταῖς νόσοις τρία στάδια ἀποδέχεται, τὴν αὔξησιν δηλαδὴ, τὴν στάσιν καὶ τὴν παρακμήν· διαιρεῖ δὲ τὰς νόσους εἰς δύο γένη, ὡς ἢ ἐν τῇ ψυχῇ οὔσας, ἢ ἐν τῷ σώματι τὴν ἕδραν ἐχούσας· καὶ ψυχικὰς μὲν τὰς πρώτας, σωματικὰς δὲ τὰς δευτέρας ἀποκαλεῖ. Ἀεὶ μέντοι ἐν τῇ τῆς ἰατρικῆς μεταχειρίσει μνηστέον ὡς ταῦτα τὰ γένη τῶν νόσων πολλάκις ἀλλήλοις συγχεῖται· διὰ γὰρ τὸν ἔμφυτον τῆς ψυχῆς καὶ τοῦ σώματος σύνδεσμον, ἀδύνατόν ἐστι τῆς ψυχῆς παθούσης μὴ καὶ τὰς δεινοτάτας μεταβολὰς πάσῃ τῇ τοῦ ζώου ἐμποιηθῆναι οἰκονομίᾳ. Δυσιατώταται δὲ αἱ ἐκ ταύτης πηγάζουσαι νόσοι εἰσιν, ὡς τῆς τέχνης ἐπικουρίαν μὴ εὐπορούσης, ἢ τὰ ἐκείνας γεννήσαντα αἴτια ἐκποδὼν ποιήσασθαι οἷα τ' ἂν εἴη.

Τὴν ἀρχαίαν ὁ συγγραφεὺς τῶν νόσων ἀποδέχεται διαίρεσιν τὴν εἰς ὀξείας καὶ χρονίας, ἃς Βρούων ὑπὸ τοῖς ὀνόμασι σθενικὰς καὶ ἀσθενικὰς ἐπισημήνας φαίνεται. Αἱ νόσοι εἰσὶν ἢ γενικαὶ, ἢ μερικαὶ, λόγῳ τοῦ γένους, τῆς κράσεως, τοῦ κλίματος, καὶ πολλῶν ἄλλων περιστάσεων, ὧν ἡ ἀπαρίθμησις οὐκ οἰκεία ἐνταῦθα, ἀλλήλων διαφέρουσαι.

Ὅτε δὲ πολλαὶ νόσοι ἀλλήλοις συμπλέκονται, ἢ τούτων

action sur ceux où cette disposition n'existe pas, ou chez qui elle a été détruite, comme on l'observe chez les individus qui ont une fois été attaqués de la peste ou de la petite vérole. La vaccination produit un effet semblable : il en est de même de l'habitude chez ceux qui ont été exposés aux miasmes les plus funestes; c'est pourquoi les médecins qui ont vieilli dans l'exercice de leur art, résistent en général plus facilement à la contagion que ceux qui sont à la fleur de l'âge.

Notre savant reconnoît trois stades dans les maladies, savoir, l'accroissement, l'état et le déclin. Il les divise en deux genres, selon qu'elles dépendent de l'ame, ou qu'elles ont leur siége dans le corps; il appelle les premières animales, les secondes corporelles. Il ne faut jamais perdre de vue dans la pratique, que ces deux genres se confondent souvent, en raison de l'union intime de l'ame avec le corps. La première ne peut être affectée sans produire les changemens les plus funestes dans toute l'économie animale; les maladies qui dépendent de l'ame sont les plus difficiles à guérir, parce que l'art ne connoît guère de moyen de détruire les causes qui les ont produites.

L'auteur admet la division ancienne des maladies en aiguës et en chroniques, que Brown semble avoir désignées sous les noms de sthéniques et d'asthéniques. Les maladies sont ou générales ou partielles, elles varient en raison du sexe, du tempérament, du climat et de quantité d'autres circonstances dont l'énumération seroit déplacée ici.

Mais quand plusieurs maladies se trouvent com-

θεραπεία λίαν δυσχερὴς ἀποβαίνει· ἡ γὰρ κατ' ἀνάγκην φαρμάκων ἀλλήλοις ἀντικειμένων χρῆσις τὴν ἐλπίδα τῆς ἰάσεως ἐλάττω ποιεῖ. Ταύτῃ ἔτι τῇ τάξει προσθετέαι εἰσὶ καὶ αἱ λίαν χρονίσασαι, οἷον αἱ ταῖς ὀξείαις νόσοις ἑπόμεναι τῶν σπλάγχνων ἐμφράξεις.

Πολλαὶ νόσοι δυσίατοι ἢ ἀνίατοι ἀποβαίνουσι, λόγῳ τῆς αὐτῶν θέσεως, οἷά ἐςι τὰ φάρυγγος, λάρυγγος, πνεύμονος καὶ μήτρας ἕλκη, καὶ αἱ τῶν σπλάγχνων τῆς κάτω κοιλίας ἐμφράξεις. Ὥσπερ γὰρ αἱ ἄλλαι ἐπιςῆμαι, οὕτω καὶ ἡ ἰατρικὴ ἐν τοῖς ἰδίοις ὅροις περιορίζεται.

Τὸ δὲ ζ'. κεφάλαιον, ἀξιοθέατόν τινα εἰκόνα πάντων τῶν πολλοῦ λόγου ἀξίων μέχρι τοῦ νῦν περὶ τοῦ ἀέρος εἰρημένων ἡμῖν παρίςησι, καὶ μετὰ τὸ ἀποδεῖξαι ὅτι οἱ ἀρχαῖοι οὐχ ἁπλᾶ σώματα, ᾗπου οἱ νεώτεροι οἴονται, τὰ τέσσαρα ςοιχεῖα εἶναι ἐνόμιζον, τὰ τοῦ ἀέρος συνθετικὰ μέρη, καὶ τὰ διάφορα ἐνεργήματα, ἃ τόδε τὸ ὑγρὸν εἰς τὸ ἡμέτερον σῶμα ἀπεργάζεται, λεπτομερῶς διεξέρχεται· ἀλλά γε ἔν τινι σημειώσει τῇ τοῦ περικλεοῦς Ἄγγλου Λεσλιέου γνώμῃ συμφωνῶν φαίνεται, ὃς διὰ τῶν κοινωθεισῶν περὶ τῆς ζωϊκῆς θερμότητος ἐξετάσεων τὴν τῶν νεωτέρων χυμικῶν ὑπόθεσιν καθελεῖν ἐσπούδασεν, ἐκ μόνης τῆς ἐν τῷ πνεύμονι διαλύσεως τοῦ ὀξυγενίου τὴν ζωϊκὴν θερμότητα ἐμποιεῖσθαι νομιζόντων· πῶς γὰρ ἂν πρὸς Διὸς οἷόν τε, κατὰ ταύτην τὴν ὑπόθεσιν, τὸν λόγον ἀποδοῦναι τοῦ ἡδέος τῆς ἀναψυχῆς αἰσθήματος, οὗ τὰ λίαν κεκοπιακότα τῶν ζώων πειρῶνται, ἀέρα ψυχρὸν, καὶ πλέω ὀξυγενίου εἰσπνέοντα;

pliquées, le traitement en est extrêmement difficile; car la nécessité de recourir à des remèdes opposés, diminue beaucoup l'espoir de la guérison. Il en est de même de celles qui sont invétérées, telles que les obstructions des viscères qui succèdent aux maladies aiguës.

Une foule d'infirmités deviennent difficiles à guérir, ou même incurables, en raison de leur siége, tels sont les ulcères du pharynx, du larynx, des poumons, de la matrice, et les obstructions des viscères du bas-ventre. Car la médecine a ses limites, comme tous les autres arts.

Le chap. VII, qui traite de l'air, offre un tableau intéressant de tout ce qu'on a écrit de plus important sur cet objet. Il prouve d'abord que les anciens n'ont point pensé, comme l'avancent les modernes, que les substances qu'ils ont désignées sous le nom des quatre élémens, fussent des corps simples; il donne ensuite des détails sur les parties constituantes de l'air, et sur les effets divers que produit ce fluide sur le corps humain : mais il semble, dans une note, pencher pour l'opinion du docteur Leslie, anglois, célèbre par les recherches qu'il a publiées sur la chaleur animale, lequel a tâché de renverser l'hypothèse des chymistes modernes, qui prétendent que la chaleur animale est uniquement produite par la dissolution du gas oxygène dans les poumons. En effet, comment rendre raison, d'après cette hypothèse, du sentiment agréable de fraîcheur, que semblent éprouver les animaux échauffés et haletans de fatigue, lorsqu'ils respirent un air frais, chargé d'oxygène ?

Ἐν τοῖς ἑξῆς τρισὶ κεφαλαίοις, ἔνθα περὶ τοῦ ὕδατος, ἔθους, καὶ φαρμάκων γίνεται λόγος, οὐκ ἐλάττω δεξιότητα καὶ παιδείαν ὁ συγγραφεὺς ἀπέδειξεν. Ἐν τῇ τῶν ἀποτελεσμάτων τοῦ πολυχρονίου ἔθους ἐκθέσει, χάριν παραδείγματος, ἀναχωρητοῦ τινος Κυριακοῦ μέμνηται, ὃς πολλὰ ἔτη σκίλλῃ μόνῃ ἐτρέφετο.

Μετὰ τὸ, ἐν τῷ ιά. κεφαλαίῳ, ὃ τὸ ἔσχατον τοῦ ά μέρους ἐςι, τὴν βρῶσιν θεωρῆσαι ἐν γένει, συμπεραίνων ἀποφαίνεται τροφὴν οἰκειοτάτην εἶναι τὴν ἐκ φυτῶν καὶ ζώων συγκειμένην, ἣν ἡ φύσις γενικωτάτως τῷ ἀνθρώπῳ προσφέρει· αὕτη γὰρ ἡ μίξις ἐπιτηδειοτάτη ἐςιν ἰσχυροποιεῖν, θυμόν τε ἐπιδιδόναι, καὶ μάλιςα ἀποδιοπομπεῖσθαι τὴν σῆψιν, ὡς οὐ μόνον τὸ ἰσόρροπον τῶν σωματικῶν καὶ ψυχικῶν δυνάμεων (ὃ πολλοῦ λόγου ἄξιόν ἐςι) συντηροῦσα, ἀλλὰ καὶ τὴν ἀγριότητα καὶ ἀσθένειαν ἐκποδὼν οὐχ ἧττον ποιοῦσα· καὶ ὅσα τῶν ἐθνῶν μικταῖς οὕτω τροφαῖς χρῆται, ταῦτα καὶ τῶν ἄλλων ἐςὶν ὑπέρτερα.

Τὸ β'. μέρος τὸ κύριον τοῦ πονήματος ὑποκείμενον ἀπεργάζεται· ἔνθα ὁ συγγραφεὺς τὴν ἰατρικὴν αμύνεται ὑπὲρ τῶν ὕβρεων, ἃς οἱ ἀπαίδευτοι, καὶ οἱ τούτων ὀλεθριώτεροιοὶ ἡμίσοφοι, κατὰ τῆς σωτηριώδους ταύτης τέχνης ἐτόξευσαν. Τουτὶ τὸ μέρος εἰς ιή· κεφάλαια διῄρηται. Ἐν τῷ ά κεφαλαίῳ λόγος γίνεται περὶ τοῦ ἰατροῦ, περὶ τῶν ὀλιγίςων δηλονότι πεπαιδευμένων ἀνδρῶν, οἷς συμβαίνει τοῖς κάμνουσιν ἐπικουρεῖν· ὁ γὰρ συγγραφεὺς τοὺς μόνῳ τῷ ὀνόματι ἰατροὺς, τοῦδε τοῦ φύλου ἀποκλείει.

Τῷ ἀξιώματι τῶν εὐτυχησάντων καὶ ἐπιφανεςάτων ἐν τῇ μεταχειρίσει τῆς ἰατρικῆς γενομένων ἐρειδόμενος, περισπουδάςως συνίςησι τὸν τοῦ ἰδίου σκοποῦ τυχεῖν ἐφιέμενον ἰατρὸν,

L'auteur n'a pas montré moins d'art et de connoissance dans les trois chapitres suivans, qui roulent sur l'eau, l'habitude et les médicamens. Il cite, en parlant des effets d'une longue habitude, l'exemple remarquable d'un anachorète, nommé Cyriacus, qui pendant plusieurs années fit sa nourriture habituelle d'oignon de scille.

Après avoir considéré les alimens en général dans le chap. XI, qui termine cette première partie, il conclut que la nourriture la plus convenable est celle qui est partie végétale, partie animale : c'est celle que la nature offre le plus généralement à l'homme ; ce mélange est le plus propre à donner des forces et de la vigeur, et surtout à prévenir la putridité. Non-seulement il conserve l'équilibre qui doit essentiellement subsister entre les forces du corps et celles de l'ame, mais il éloigne également de la férocité et de la foiblesse. Les nations qui vivent ainsi d'alimens mélangés, sont supérieures aux autres.

La seconde partie constitue l'objet propre de l'ouvrage ; l'auteur y venge la médecine des invectives que lancent contre cet art salutaire, des gens qui n'ont aucune connoissance, ou des demi-savans, qui sont encore plus pernicieux. Cette partie est divisée en dix-huit chapitres : le premier roule sur le médecin, c'est-à-dire sur le petit nombre d'hommes instruits, chargés de secourir les malades ; car l'auteur donne l'exclusion à ceux qui ne sont médecins que de nom.

Appuyé de l'autorité des hommes qui se sont rendus les plus célèbres par leurs succès dans la pratique, il veut que le médecin, pour remplir l'objet qu'il se

διὰ παντὸς πολλὴν ἐπιμέλειαν καὶ σπουδὴν ποιεῖσθαι περὶ τῶν καμνόντων, μάλιςα ἐν τῇ τῶν ὀξειῶν νόσων θεραπείᾳ, οἷον ἐν τῇ πλευρίτιδι καὶ περιπνευμονίᾳ· ἅτε δὴ καὶ τῶν γενναιοτάτων φαρμάκων τότε μόνον εὐτυχούντων, ὅτε τούτοις ἐν καιρῷ χρώμεθα· ὁ οὖν σοφὸς συγγραφεὺς παροτρύνει πρὸς τὴν φλεβοτομίαν ἐν αὐτῇ τῇ τῆς νόσου ἀρχῇ καταφεύγειν· δεῖ γὰρ ταύτην, ὡς μόνην πολλάκις τὸν ἀσθενῆ σῶσαι ἔχουσαν, τῶν ἄλλων πάντων προηγεῖσθαι φαρμάκων· ἡ τοῦ ἐξαγομένου αἵματος ποσότης τῇ βίᾳ τοῦ πάθους ἔςω ἀνάλογος· ἔσθ᾽ ὅτε δὲ ἡ τῆς φλεβὸς σχάσις καὶ ἐκ δύο ἅμα μερῶν τοῦ σώματος γενέσθω, ἢ δὶς καὶ πολλάκις τῆς ἡμέρας ἐπαναλαμβανέσθω· ἄλλως γὰρ ὁ κάμνων ἀποπνιγεὶς ἀπόλλυται, ἢ πάντα τὸν βίον ἀῤῥώςως τὸ σῶμα διατίθεται.

Περὶ τῆς τῶνδε τῶν παραγγελιῶν ὠφελείας ἐκ πολυχρονίου ἐμπειρίας πεισθεὶς, οὐ δύναμαι ἐμαυτὸν τῇ τῶν αὐτὰς καταφρονούντων μερίδι συγκατατάξαι· τάχα δ᾽ ἄν τις καταναγκασθείη πιςεῦσαι, ὡς οὗτοι οὐ μόνον οὐδέποτε τῷ Ἀσκληπείῳ προσεπέλασαν, ἀλλ᾽ οὐδ᾽ εἰς τοῦτο εἰσδεχθῆναι ὑπάρχουσιν ἄξιοι· πάντες γὰρ οἱ τοῦδε τοῦ θεοῦ ἀληθεῖς θεράποντες ἀεὶ τὴν φλεβοτομίαν περὶ πολλοῦ ἐποιήσαντο. Τίς γὰρ ἀγνοεῖ αὐτὴν καθ᾽ ἑκάστην ἡμέραν μυρίους ἀσθενεῖς ἀνελπίςους, οἳ ἤδη πρανεῖς κατὰ τοῦ ᾅδου ἐφέροντο, διασώσασαν· Οἱ περικλεέςατοι τῶν πάλαι ἰατροὶ, καὶ μάλιςα ὁ Ἱπποκράτης αὐτὸς, οἳ τὴν ἐσχάτην τοῦ ἡρωϊκοῦ τοῦδε βοηθήματος ὠφέλειαν σαφῶς κατενόησαν, καὶ τὰς περιςάσεις ἐν αἷς τουτὶ οἰκεῖόν ἐςιν, ἐνέδειξαν, μεγίςης τιμῆς καὶ δόξης παρ᾽ ἅπασιν ἠξιώθησαν. Τοῖς ἴχνεσι τῶν δὲ τῶν ἐνδόξων ἀνδρῶν πολλοὶ τῶν νεωτέρων ἰατρῶν ἑπόμενοι, οἷοι οἱ Δουρέτοι, οἱ Βαϊλλώνιοι, οἱ Συδενάμοι, οἱ Χιρά-

propose, apporte toujours la plus grande vigilance et la plus grande activité, surtout dans le traitement des maladies aiguës, telles que la pleurésie et la péripneumonie : convaincu qne les remèdes les plus importans ne réussissent qu'autant qu'ils sont employés à temps, il recommande de recourir à la saignée dès le premier abord de la maladie, car comme souvent elle est le seul moyen de sauver le malade, elle doit précéder tous les autres remèdes; il faut tirer du sang en proportion de la violence de la maladie, quelquefois de deux parties à la fois, ou au moins réitérer la saignée une seconde fois et même plus dans la journée, sans quoi le malade périt suffoqué, ou il reste infirme toute sa vie.

Une longue expérience m'ayant convaincu de l'importance de ces préceptes, je ne puis adopter l'opinion de ceux qui les méprisent; on seroit tenté de croire que jamais ils n'ont approché du temple d'Esculape, et qu'ils ne sont pas même dignes d'y être admis, puisque tous les vrais ministres de ce dieu ont toujours fait le plus grand cas de la saignée, car qui ignore qu'elle arrache tous les jours des bras de la mort des milliers de malades absolument désespérés? Les médecins les plus célèbres de l'antiquité, Hippocrate surtout, qui ont mérité l'estime et la considération publique, ont reconnu évidemment la nécessité absolue d'employer ce remède héroïque, et ils ont indiqué les circonstances où il convient. C'est en marchant sur les traces de cet homme illustre, que se sont immortalisés quantité de médecins modernes, tels que les Durets, les Baillous, les

κιοι, οἱ Βουβάρδοι, καὶ ἄλλοι οὐκ ὀλίγοι, κλέος ἀθάνατον ἐν τῇ ἰατρικῇ ἤραντο, οἱ δὲ τὴν ἐναντίαν τραπόμενοι, ἐν τῷ τῆς λήθης ζόφῳ κεῖνται αἴδηλοι, ἅτε δὴ σπανίως τῆς αὐτῶν πράξεως εὐτυχῆ σχούσης ἔκβασιν.

Παραιτοῦμαι ὑμᾶς, ἄνδρες ἔνδοξοι, συγγνώμην ἔχειν μοι τῆςδε τῆς παρεκβάσεως, εἰς ἣν με τὸ κοινῇ συμφέρον παρέσυρεν· ἀλλ' εἰς τὸν ἡμέτερον συγγραφέα ἐπανιτέον· ἐν τῷ τέλει τοῦδε τοῦ κεφαλαίου τοὺς ἰατροὺς παροτρύνει μεγίςην εὐλάβειαν ποιεῖσθαι, ἵνα μὴ ἐν τῇ διαγνώσει τῆς νόσου ἁμάρτωσι, σπουδαίως τε τὴν φύσιν καὶ κρᾶσιν τοῦ πάσχοντος ἐρευνᾷν, προσέτι τῇ καταςάσει τοῦ ἀέρος τὸν νοῦν προσέχειν· καὶ γὰρ τὰ περὶ τὴν διάγνωσιν τῶν νοσημάτων γενόμενα ἁμαρτήματα δύναται τὴν νόσον ἀνίατον, ἢ δυσίατον ἀπεργάσασθαι.

Ἐν τοῖς ἑξῆς κεφαλαίοις τῶν ἀναριθμήτων ὑπὸ τῶν καμνόντων τῇ θεραπείᾳ ἐμποιουμένων κωλυμάτων, κατάλογον ἐκ μέρους ποιεῖται, λόγῳ τοῦ γένους, τῆς ἡλικίας, τῆς κράσεως, τῆς ἰδιοσυγκρασίας, τῆς ἀγωγῆς, τῆς ἰδίας φύσεως, τῆς φαντασίας, τῶν προλήψεων, καὶ τῶν παθῶν τῆς ψυχῆς.

Τὰς ἑκατέρῳ τῷ φύλῳ ἰδίας νόσους ἀριθμῶν, παρατηρεῖ ὡς αἱ γυναῖκες λόγῳ τῆς ἀσθενείας καὶ μαλακότητος τῶν ςεῤῥῶν μερῶν, πλείοσι νόσοις, ἢ οἱ ἄνδρες ὑπόκεινται, ἧττον δὲ τῇ πλευρίτιδι καὶ περιπνευμονίᾳ καὶ ποδάγρᾳ περιπίπτουσι· καὶ συνεχέςερον μὲν ὑπὸ τῶν ἐπιδημίων καὶ διαδοσίμων νόσων προσβάλλονται, πλειςάκις δὲ ἐξ αὐτῶν ἀναδύονται· καὶ ἐκ τῆς ἀνὰ σάρκα ὑδρωπίσεως ῥᾷον τῶν ἀνδρῶν θεραπεύονται, καὶ ἧττον τῇ ἀποπληξίᾳ καὶ ἐπιληψίᾳ ὑπόκεινται· ἡ δὲ φύσις, τοῦτό γε τὸ εὐτύχημα, φρικώδει τινὶ τρόπῳ ἀντικαταλλάξασθαι

denhams, les Chiracs, les Bouvards et quantité d'autres. Les noms de ceux qui ont suivi une marche opposée sont tombés dans l'oubli, parce que le succès a rarement couronné leur pratique.

Pardonnez, Messieurs, cette disgression où m'a entraîné l'amour de l'humanité. Je reviens à mon auteur. Il recommande en terminant ce chapitre, d'user des plus grandes précautions pour ne pas se tromper dans le diagnostic, d'examiner sérieusement la constitution et le tempérament du malade, et de ne pas négliger de faire attention à l'état de l'atmosphère, car les erreurs commises à l'égard du diagnostic peuvent rendre une maladie incurable, ou au moins très-difficile à guérir.

Dans les chapitres suivans, il passe en revue une partie des obstacles innombrables que les malades offrent à leur guérison, en raison du sexe, de l'âge, du tempérament, de l'idiosyncrasie, de l'éducation, de la constitution particulière, de l'imagination, des préjugés et des affections de l'ame.

Il observe, en parlant des maladies particulières aux deux sexes, que les femmes, en raison de leur foiblesse et de la molesse des solides, sont sujettes à un plus grand nombre de maladies, qu'elles sont cependant moins exposées aux pleurésies, à la péripneumonie et à la goutte; qu'elles gagnent plus aisément les maladies épidémiques et pestilentielles; mais qu'elles en réchappent plus communément que les hommes. Elles ont aussi l'avantage de guérir plus facilement de l'anasarque, d'être moins sujettes à l'apoplexie et à l'épilepsie; néanmoins la nature semble avoir compensé, d'une

φαίνεται, συνεχέςερον γὰρ τῶν ἀνδρῶν ὑπὸ τῆς φθίσεως καὶ τοῦ καρκίνου ἀπόλλυνται. Δύσληπτοι αἰτίαι τὰς ἑκατέρῳ τῷ φύλῳ ἰδίας νόσους, νῦν μὲν εὐιάτους, νῦν δὲ δυσιάτους ποιοῦσι. Καὶ ἡ τῆς κατασκευῆς δὲ τῶν μερῶν διαφορὰ τινὰς νόσους μᾶλλον ἢ ἧττον κοινὰς, καὶ μᾶλλον ἢ ἧττον δυσιάτους ἀπεργάζεται· παραδείγματος χάριν, οὐδένα λανθάνει ὅτι διὰ τῆς ἰδίας τῶν μερῶν κατασκευῆς, ὁ τῆς κύςεως λίθος συνεχέςερος καὶ δυσιατώτερος ἐν τοῖς ἀνδράσιν ἢ ἐν ταῖς γυναιξίν ἐςι.

Τίς οὐκ ἂν ςενάξειεν ἐς νοῦν ἀναλαβὼν τὸ σμῆνος τῶν δεινῶν ἀσθενειῶν, αἷς αἱ γυναῖκες συνέχονται παρθενεύουσαι, ἢ ἀνδρὶ συγκαταζευχθεῖσαι; ἐν πόσαις γὰρ συμφοραῖς οὐ καθίςανται, τῆς ἥβης προσπελαζούσης; νῦν μὲν γὰρ ἡ περιοδικὴ ῥύσις δυσχερῶς γίνεται, νῦν δὲ πρώϊμος ἐπέχεται, ἢ μειοῦται, ἢ καταῤῥήγνυται· ἡ δὲ ὑποδεξαμένη, ἢ ὠδίνουσα γυνὴ ὀλεθριωτάτοις συμβᾶσιν ὑποκειμένη ἐςιν· ἡ δὲ κυοφορία οὐ μόνον πηγὴ τῶν κακῶν ἐςιν ἄφθονος, ἀλλὰ καὶ τὰς κατ' αὐτὴν συμβαινούσας τῶν νόσων δυσιατωτέρας ποιεῖ.

Καὶ ἡ νηπιότης πολλαπλάσια ὡσαύτως ἴδια αὐτῇ νοσήματα ἔχει, οἷον τὴν ὀφθαλμίαν, τὴν γαλακτώδη ἐσχάραν, τοὺς ἕλμινθας, τὴν ῥαχίτιδα, τὴν ψώραν, τὰ ἐξανθήματα, τὸν βῆχα, καὶ τὴν φάρυγγος καὶ λάρυγγος φλεγμονήν· τοῖς δὲ τῇ ἥβῃ προσπελάζουσι, τῆς πλευρίτιδος, τῆς τῶν ῥινῶν ἐπιςάξεως, τῆς αἱμοπτύσεως καὶ φθίσεως κίνδυνος ἔνεςιν. Ἰδίως δ' οἱ γέροντες ταῖς αἱμοῤῥοΐσιν ὑπόκεινται.

manière terrible, cet avantage, car elles périssent plus souvent de la phthisie et du cancer. Des causes impénétrabes rendent les maladies propres à l'un et à l'autre sexe, plus ou moins faciles à guérir. La structure différente des parties rend aussi certaines maladies plus communes ou plus rebelles; par exemple, personne n'ignore qu'en raison de la structure des parties, le calcul est plus commun et plus difficile à guérir chez l'homme que chez la femme.

Qui peut, sans gémir, réfléchir sur la multitude d'infirmités graves qui tourmentent les femmes, soit qu'elles restent vierges ou qu'elles s'unissent par les liens de l'hymenée; à combien d'accidens ne sont-elles pas exposées aux approches de la puberté? tantôt l'écoulement périodique s'établit avec peine, tantôt il se supprime prématurément, ou il coule trop peu ou trop abondamment : la grossesse, l'accouchement et ses suites sont sujets à de terribles catastrophes. La grossesse est non-seulement une source féconde de maux, mais elle rend les maladies qui surviennent pendant ce temps, plus difficiles à guérir.

La première enfance a aussi une foule d'infirmités, qui lui sont particulières, telles que l'ophthalmie, la croûte de lait, les vers, le rachitis, la gale, les exanthèmes, la toux, l'inflammation du larynx et du pharynx. Ceux qui approchent de l'adolescence, sont menacés de pleurésie, de péripneumonie, d'hémorrhagies du nez, d'hémoptysie et de phthisie. Les vieillards sont sujets aux hémorrhoïdes.

Αὗται αἱ νόσοι μᾶλλον ἢ ἧττόν εἰσι δυσίατοι διὰ τὴν διαφόρων περιστάσεων συνδρομήν· οἷον ἡ φλυκταίνουσα λοιμικὴ, λόγῳ τῆς ὀδοντοφυΐας, ὀλεθριωτέρα τοῖς μή πω εἰς τὸ δεύτερον ἔτος ἐληλακόσι νηπίοις, ἢ τοῖς τήνδε τὴν ἡλικίαν ὑπερβᾶσιν, ὑπάρχει· ἐκ τούτου οὖν πᾶσι φανερὸν γίνεται ὡς τὸν δαμαλισμὸν ἰδίως τοῖς νεογνοῖς ἐγκεντρίζειν ὀφείλομεν.

Πᾶσαι αἱ νόσοι, εἴτε ὀξεῖαι, εἴτε χρόνιαι, δυσιατώταται γενικῶς ἀποβαίνουσιν ἐν τοῖς τὴν ἕξιν μάλιστα ἐῤῥωμένοις, διὰ τὸ δι' ἀμέλειαν μὴ ἐν τῷ προσήκοντι καιρῷ τὰς βοηθείας ταύταις ποιήσασθαι, αἷς τὴν τῶνδε προκοπὴν ὡς ῥᾷστα κατασχεῖν οἷόν τ' ἦν· ἡ γὰρ φύσις τὰς δυνάμεις αὐτῆς ματαίαις ἐγχειρήσεσιν ἐκκενώσασα, συνεργεῖν τῷ ἰατρῷ προσκληθέντι οὐ δύναται.

Οἷα δ' ἐξαιρέτως κωλύματα τῷ ἰατρῷ ἐν τῇ τῶν βρεφῶν θεραπείᾳ ἐμποδὼν γίνεται; οὐ μόνον γὰρ ἃ πάσχει δεινὰ ἀποφαίνειν οὐ δύναται, ἀλλὰ καὶ δεινῶς καὶ ἀμέτρως φέρει τῶν χρησιμωτάτων τι φαρμάκων καταπίνειν, καὶ νῦν μὲν διὰ φόβον, νῦν δὲ διὰ δολοφροσύνην αὐτὰ ἀποῤῥίπτει. Τελευταῖον δὲ, πολλά γε τῇ νηπιότητι ἴδια νοσήματα μόνον θεραπεύεται, τῆς τῶν νηπίων φύσεως, αὐξανομένῃ τῇ ἡλικίᾳ, συμμεταβαλλομένης.

Ἀλλὰ μὴν δυνατόν ἐστιν ὥστε πᾶσαν σπουδὴν καὶ προθυμίαν περὶ τὴν θεραπείαν, ποιεῖν ματαίως καὶ τὸν ἐμπειρότατον ἰατρὸν, διὰ τὸ μὴ ἐξαρκούντως ἐξερευνῆσαι τὴν τοῦ κάμνοντος, ὃν θεραπεύει, ἰδιοσυγκρασίαν. Πολλοὶ γὰρ ὑπάρχουσιν, οἳ διὰ φύσιν καὶ κρᾶσιν αὐτοῖς ἰδίαν, ἢ κληρονομικήν τινα διάθεσιν, νόσοις τισὶν ὑπόκεινται, αἳ διὰ τὴν κουφοτάτην αἰτίαν περιοδικῶς ὑποστρέφειν εἰώθασιν·

Ces maladies sont plus ou moins difficiles à guérir par le concours de divers circonstances ; ainsi les petites véroles sont, en raison de la dentition, plus funestes chez les enfans qui n'ont pas atteint l'âge de deux ans, que chez ceux qui ont passé cet âge, d'où il est évident que la vaccination est particulièrement recommandable pour les nouveaux nés.

Toutes les maladies, aiguës, ou chroniques, deviennent en général très-rebelles chez les hommes les mieux constitués, parce qu'on a négligé d'administrer, dans le temps convenable, les remèdes les plus propres à arrêter les progrès de ces maladies; la nature, épuisée par les vains efforts qu'elle a faits, refuse de seconder les vues du médecin lorsqu'il est appelé.

Que d'obstacles surtout ne rencontre-t-on pas, lorsqu'on a de jeunes enfans à traiter? non-seulement ils ne sont pas en état d'indiquer les maux qu'ils ressentent, mais ils ont une répugnance insurmontable à prendre les médicamens convenables; ils les rejettent même quelquefois par crainte ou par malice. Enfin, plusieurs maladies propres à l'enfance ne se guérissent qu'à mesure que la constitution change avec l'âge.

Il est même possible que toutes les tentatives que fait le médecin le plus habile, soient vaines, parce qu'il n'a pas étudié suffisamment le tempérament particulier de l'individu qu'il a à traiter. Ainsi on en rencontre qui, en raison de leur tempérament, de leur constitution particulière, ou d'une disposition héréditaire, sont sujets à des maladies, que la plus légère cause détermine à revenir périodiquement, telles sont

οἷαί εἰσι τὸ ἐρυσίπελας, ἡ κόρυζα, ἡ κυνάγχη, ὁ ἴκτερος, καὶ πολλαὶ ἄλλαι, ὧν ἡ θεραπεία λίαν δυσχερὴς, ἐπεὶ οὐχ οἷόν τε τὴν πρωτότυπον τοῦ σώματος καθελεῖν διάθεσιν. Τὰ αὐτὰ καὶ περὶ τῶν κοινῶς κληρονομικῶν λεγομένων νόσων, οἷον ἀρθρίτιδος, ἐπιληψίας, λιθιάσεως, φθίσεως, ἀποπληξίας, κ. τ. λ. νοείσθω.

Προσέτι αἱ τοῦ σώματος δυσμορφίαι κοιναί εἰσιν αἰτίαι νοσημάτων, ἃ πάντων τῶν φαρμάκων τὴν δύναμιν διαφεύγει· ἀπόδειξις τούτου εἰσὶν ἡ ἐπιληψία καὶ ἀποπληξία, πολλάκις ὑπὸ τῆς φαύλης τοῦ κρανίου διαπλάσεως, καὶ τοῦ βραχέος λαιμοῦ ἐμποιούμεναι· οἱ ὠμοπλάτας ἐξεχούσας, καὶ ϛῆθος ἐξωμαλισμένον καὶ ἐσφιγμένον ἔχοντες, αἱμοπτύσει, ἄσθματι, καὶ πολλαῖς ἄλλαις ἀνιάτοις τοῦ ϛήθους νόσοις ὑπόκεινται.

Ἡ ἐν γυναιξὶ μοχθηρὰ τῆς λεκάνης κατασκευὴ πολλάκις δυσχερῆ ἢ καὶ ἀδύνατον τὸν τοκετὸν ἀπεργάζεται. Ὅθεν δὴ Εὐριπίδης τὴν Μήδειαν ἐν τῇ τὸ ὄνομα ταύτης φερούσῃ τραγῳδίᾳ ποιεῖ λέγουσαν, ϛιχ. μή.—νά·

» Λέγουσι δ' ἡμᾶς, ὡς ἀκίνδυνον βίον
» Ζῶμεν κατ' οἴκους, οἱ δὲ μάρνανται δορὶ,
» Κακῶς φρονοῦντες· ὡς τρὶς ἂν παρ' ἀσπίδα
» Στῆναι θέλοιμ' ἂν μᾶλλον ἢ τεκεῖν ἅπαξ.

Πολλάκις διὰ τοὺς φύσει, ἢ διὰ τὴν παροῦσαν νόσον, τῆς ἀκοῆς καὶ τοῦ λόγου ϛερηθέντας, ὁ ἰατρὸς οὐκ ὀλίγων πειρᾶται δυσχερειῶν· πολλαῖς γὰρ νόσοις οὐκ ἔϛιν ἱκανὰ παθογνωμονικὰ καὶ χαρακτηριϛικὰ σημεῖα, ὥσθ' ἡμᾶς ταύτας γνῶναι καὶ τὴν αὐτῶν φύσιν ἀκριβῶς διακρίνειν δύνασθαι· πολὺς γάρ ἐϛιν

l'érysipèle, le coryza, l'esquinancie, la jaunisse et quantité d'autres, dont la guérison est extrêmement difficile, parce qu'on ne peut détruire la disposition primitive de l'individu. Il en est de même des maladies, vulgairement appelées héréditaires, telles que la goutte, l'épilepsie, la gravelle, la phthisie, l'apoplexie, etc.

Les vices de conformation sont encore une cause fréquente de maladies qui éludent tous les remèdes : ainsi l'épilepsie et l'apoplexie, sont souvent produites par un vice de conformation du crâne, réuni à un col court. Ceux qui ont les omoplates saillantes, le thorax applati et serré, sont sujets à l'hémoptysie, à l'asthme et à quantité d'autres affections de poitrine incurables.

La mauvaise conformation du bassin rend souvent l'accouchement très-difficile et même impossible chez les femmes. Aussi Euripide fait-il dire à Médée, dans la tragédie qui porte ce nom, vers 48—51 :

« Les hommes s'imaginent que, retirées dans le sein de notre famille, nous menons une vie à l'abri de tout danger, tandis qu'ils combattent le fer à la main; mais ils se trompent bien, car j'aimerois cent fois mieux me couvrir d'un bouclier et aller braver l'ennemi que de donner le jour à un seul enfant. »

Les individus privés naturellement, ou par l'effet de la maladie, de l'ouie, ou de la parole, jettent souvent le médecin dans un grand embarras, car quantité de maladies n'offrent pas des signes pathognomoniques, suffisamment caractérisés, pour qu'on puisse les reconnoître et juger parfaitement de leur nature. Si leur

ὁ τῶν νόσων ἀριθμὸς, τάτε αὐτῶν σημεῖα πολυπληθέςερα. Οὐ μὴν ἀλλὰ ταῦτα τὰ σημεῖα οὐκ ἀσφαλῆ ὑπάρχει, ἅτε δὴ θαμινὰ κατὰ μικρὸν τῷ δεινῷ αὔξοντι συμμεταβαλλόμενα, καὶ ὅςις ἑνὶ ἐκείνων μόνον τὸν νοῦν προσέχει, μάλις' ἂν κινδυνεύοι ἁμαρτάνειν ἐν τῇ προγνώσει· ἡ πλειόνων οὖν σημείων συλλογὴ πολλοῦ λόγου ἄξια ἐςὶν εἰς τὴν τῶνδε τῶν ἁμαρτημάτων ἔκκλισιν. Πολλὰ συμπτώματα λόγῳ τῆς τοῦ κάμνοντος φύσεως, τῶν ὡρῶν, καὶ πολλῶν ἄλλων περιςάσεων διαφέρει· καὶ τὸ τελευταῖον, οὐδεμία νόσος ὁμοία ἑαυτῇ τὰ πάντα ἐν πᾶσι, καθ' ἕνα ἕκαςον, τοῖς ἀνθρώποις ἐςίν.

Ὁ πρὸς πάντα ταῦτα ἀμελῶς ἔχων ἰατρὸς, οὐδεμίας συγγνώμης ἄξιος ἂν τυγχάνοι· δεῖ οὖν αὐτὸν ἀκριβῶς ἐξετάζειν πάντα τὰ πρὸ τῆς νόσου συμβάντα, τὸν τρόπον καθ' ὃν ἡ νόσος ἤρξατο, τὰ ταύτην γεννήσαντα αἴτια, πρὸ πάντων δὲ ἕκαςα τῶν δεινῶν, ἃ ὁ κάμνων πάσχει· τελευταῖον, ἀεὶ τὸν νοῦν προσεκτέον τοῖς παθήμασιν, ἃ δεινὰς συμπλοκὰς ἐμποιῆσαι δύναται.

Ἀλλά γε πολὺ μάλιςα ὁ ἰατρὸς τῶν δυσχερειῶν τῶν ἐν τῇ τῆς τέχνης μεταχειρίσει διάπειραν ποιεῖται, ὅταν τὴν τῶν ἀγροίκων, καὶ μηδεμιᾶς ἀγωγῆς τυχόντων, θεραπείαν ἐπιχειρῇ· οἱ μὲν γὰρ εὖ γεννηθέντες τε καὶ πεπαιδευμένοι ὥσπερ ἐν ταῖς κοιναῖς ὁμιλίαις κόσμιοι καὶ εὐάγωγοι εἰσὶν, οὕτως αὐτοὶ καὶ κάμνοντες εὐαγωγότεροι καθόλου εἰσί· κατ' αὐτὴν γὰρ τὴν ἀρχὴν τῆς νόσου τὸν ἰατρὸν προσκαλοῦσι, καὶ τὰς τούτου παραγγελίας ἐς τὸ ἀκριβὲς ἐκτελοῦσι. Τὸ δὲ πλῆθος ὀλιγάκις ἐν τῇ ἀρχῇ τῆς νόσου,

nombre est immense, les signes variés qu'ils présentent sont encore plus nombreux. Ces signes sont en outre infidèles, ils changent fréquemment à mesure que le mal fait des pogrès; quiconque fixeroit uniquement son attention sur l'un d'eux, courroit grand risque de commettre des erreurs graves relativement au prognostic; la réunion de plusieurs signes est donc essentielle pour éviter ces erreurs. Il y a des symptômes qui varient en raison de la nature du malade, de la saison et d'une infinité d'autres circonstances; enfin, aucune maladie ne se ressemble entièrement chez différens individus.

Tout médecin qui négligeroit de s'instruire de tous ces détails, seroit coupable d'une négligence impardonnable; il doit s'informer exactement de tout ce qui a précédé, de la manière dont la maladie a commencé, des causes qui l'ont déterminée, et surtout de tous les symptômes que ressent l'individu qui en est attaqué; enfin, ne pas perdre de vue les affections capables de produire des complications funestes.

Mais le médecin n'éprouve jamais plus de difficultés dans l'exercice de son art, que quand il a affaire à des hommes grossiers, sans éducation; ceux qui sont bien nés et dont l'esprit est cultivé, sont toujours plus lians et plus traitables dans le commerce de la société; ils ne changent point quand ils sont malades, ils sont en général plus dociles; ils ont plutôt recours au médecin, ils l'écoutent avec plus d'empressement, et ils exécutent plus ponctuellement ses ordres. Le vulgaire au contraire ne consulte guère les gens instruits dans

ἡνίκα αὕτη εὐϊατωτέρα ἐςι, τὸν ἰατρὸν μεταπέμπεται, ἀλλὰ τὰ πολλὰ τότε μόνον τοῦτον καλεῖν διανοεῖται, ὅτε ὑπὸ ἀφορήτων ἀλγηδόνων βιάζεται, καὶ πολλάκις ὅταν ἡ νόσος ἤδη ἀνίατος γένηται. Οἱ ἐκ ταύτης τῆς τάξεως ἄνθρωποι, καίτοι κατὰ τύχην, καὶ ἐν καιρῷ τὸν ἰατρὸν εἰς συμβουλὴν παρακαλούμενοι, πολὺ προσέτι ἐξαμαρτάνειν πεφύκασιν· ἢ γὰρ ὑπὸ αἰσχύνης, ἢ δι' ἄγνοιαν, τὰ ουσιωδέςατα τῶν αἰτίων σιγῇ παρέρχονται, ἢ σαφῶς ταῦτα ἐξηγεῖσθαι οὐκ ἔχουσιν, ἢ τοῦ χρῆσθαι ἀκριβῶς τοῖς φαρμάκοις τοῖς προςεταγμένοις ὀλιγωροῦσιν, ἢ τὸ τελευταῖον δίαιταν μηδεμίαν πρέπουσαν τηροῦντες, παντοίων βρωμάτων ἀφρόνως ἐμπίπλανται.

Καὶ αἱ ψευδεῖς εὐθὺς ἐκ παίδων τῇ διανοίᾳ ἐνεςαγμέναι δόξαι, καὶ ἡ τοῦ κάμνοντος ἐπὶ τὸν ἰατρὸν τὸν προσκεκλημένον, καὶ ἐπὶ τὰ φάρμακα πεποίθησις, μεγάλην ὡσαύτως ἐν τῇ τῶν νόσων θεραπείᾳ ῥοπὴν ἔχουσι. Πᾶν φάρμακον, οὗ τινος ἀπλήςως ἐπιθυμεῖ ὁ κάμνων, καὶ πᾶν γε ὅ τι ἐπαγωγῶς καὶ σὺν ἐπῳδαῖς προσφέρεται, σωτηριώδεις μεταβολὰς ἀπεργάζεται. Διὰ τοῦτο οὖν ὅταν τι νόσημα δεινὸν τῷ δήμῳ κατασκήπτῃ, πάνυ πολλοὶ τοῖς περιάμμασιν, ἃ ἑαυτοῖς περιάπτουσι πεποιθότες, οὐδοτιοῦν ὑπὸ τῆς νόσου πιέζονται· ἡ δυσπιςία δὲ τοὔμπαλιν τὴν νόσον δυσιατωτέραν, ἐνίοτε δὲ καὶ ἀνίατον ἀποτελεῖ. Τίς γὰρ ἀγνοεῖ ὡς ὁ μέγιςος φόβος τοὺς τῶν νευρικῶν νοσημάτων καὶ τῶν διαλειπόντων πυρετῶν παροξυσμοὺς, καὶ μετὰ πολὺν χρόνον ἐπισχεθέντας, θαμινὰ ἐπανακαλεῖ;

Ὡς τὰ βίαια τῆς ψυχῆς παθήματα φάρμακον σωτηριωδέςατον ἢ ὀλεθριώτατον ἀποβῆναι ἔχει, πάλαι ἤδη πρόδηλόν ἐςιν· ἐν βραχεῖ γε χρόνῳ τὰς νόσους ἰᾶσθαι, ἢ τοὐναντίον ἀνιάτους

le commencement de la maladie, lorsqu'elle est plus facile à guérir, il ne s'y décide communément que quand il est tourmenté par l'excès des douleurs, et souvent même lorsque le mal est devenu incurable. Les hommes de cette classe, qui par hasard consultent à temps, sont sujets à commettre d'autres fautes graves; ils omettent, par pudeur, ou parce qu'ils n'en connoissent pas la nécessité, de faire mention des causes les plus essentielles, ou ils s'expliquent mal, ou ils négligent de prendre avec exactitude les remèdes qui leur sont administrés, enfin ils refusent de s'astreindre à aucun régime, et ils se gorgent sans prudence d'alimens de toutes espèces.

Les préjugés auxquels l'imagination est livrée depuis l'enfance, la confiance que le malade a dans celui qui le traite et dans les médicamens, jouent aussi un grand rôle dans le traitement des maladies. Tout remède vivement désiré par le malade, ou prescrit avec un appareil imposant, produit des effets salutaires; c'est pourquoi les amulettes préservent quantité d'individus qui les portent avec confiance, lorsque les maladies épidémiques règnent. La méfiance au contraire rend le mal plus difficile à guérir, et quelquefois même incurable. Qui ne sait pas qu'une vive terreur rapelle fréquemment les paroxysmes des maladies nerveuses et des fièvres intermittentes, guéries depuis long-temps?

Il est reconnu que les vives affections de l'ame peuvent devenir un remède très-salutaire, ou un poison funeste, guérir en peu de temps, ou déterminer

ταύτας ἀπεργάζεσθαι αὐτὰ δύναται. Τί ἄν τις τῶν τῆς ὑδροφοβίας συμπτωμάτων, ὧν οἱ ὑπὸ λυσσώντων ἀνθρώπων δηχθέντες πειρῶνται, αἰτιώτερον εἶναι νομίσειεν ἢ τὸν φόβον; οὐδοτιοῦν γὰρ ἡ νόσος αὕτη τῷ ἀνθρώπῳ ἐςὶν οἰκεία. Ἀλλ' ἡ τῆς σωτηρίας ἀπόγνωσις τὸ μέγιςον τῶν δεινῶν ἐςιν· εὐτυχὴς δὴ ὁ ἰατρὸς, ὃς ἐν τοιαύταις περιςάσεσι τῆς τῶν καμνόντων δυσθυμίας κρατῆσαι, καὶ τούτοις ἐλπίδα ἐμποιῆσαι ἱκανός ἐςι.

Τὸ ια'. κεφάλαιον, ἐν ᾧ ὁ συγγραφεὺς ἰδίως περὶ τῶν τῆς ψυχῆς παθῶν πραγματεύεται, ἓν τῶν καλλίςων ἐςι· διὸ λυπούμεθα μηδεμίαν τούτου ἀπογραφὴν ἐκθεῖναι ἔχοντες.

Ἐν τῷ ἑξῆς κεφαλαίῳ, ἐν ᾧ περὶ τοῦ ἱματισμοῦ λόγος γίνεται, ὁ σοφὸς ἀνὴρ τὰ περιςέρνια ἐλαςικὰ θωράκια, ἅπερ αὖθις φορεῖν ταῖς νέαις κόραις ἐπέτρεψαν, δεινῶς καὶ χαλεπῶς καταμέμφεται· καὶ ταῦτα ταῖς αἰτίαις, αἳ τὴν τοῦ πνεύμονος φθίσιν ταῖς φύσει εἰς ταύτην ἐχούσαις διάθεσιν, ἐμποιοῦσι, προσαριθμεῖ· αὐτὰ δὲ ταῦτα καὶ τὴν τῆς ῥάχεως κύρτωσιν καὶ τὸ ἆσθμα γεννᾷ, καὶ πάσας τὰς τοῦ ςήθους νόσους ἐπιτείνει.

Αἱ διάφοροι τέχναι, καὶ ἡ ἑκάςῳ ἀνθρώπῳ ἰδία δίαιτα νόσων εἰσέτι ἀνιάτων καθόλου πηγαὶ ὑπάρχουσι· διττὰ δὲ τὰ τῶν ἀσχολιῶν γένη, ψυχικὰ δηλαδὴ καὶ σωματικά· τὰ δὴ πρῶτα ἰδίᾳ τὴν τοῦ ζώου οἰκονομίαν καταβιβρώσκοντα, λυμαίνονται ταύτῃ· διὸ πολλοὶ τῶν ἀμφὶ τὰς ἐπιςήμας ἐπιμελῶς σπουδαζόντων δυσπεψίαν τὰ πολλὰ πάσχουσι, καὶ ἐμφράξεσι, καὶ ὑποχονδριάσει, καὶ μυρίαις ἄλλαις νόσοις ὑπεύθυνοί εἰσι. Τῆς αὐτῆς μοίρας καθόλου ἔλαχον καὶ οἱ τὰ τῆς πολιτείας πράττοντες, καὶ σπουδαῖα πράγματα, οἷς πάνυ μάλα τὸν νοῦν προσέχειν ἀνάγκη, διηνεκῶς μεταχειρίζοντες.

les maladies les plus terribles, et la mort même. Peut-on attribuer à d'autre cause qu'à la terreur les symptômes d'hydrophobie qu'éprouvent ceux qui sont mordus par des hommes furieux, puisque cette maladie n'est pas propre à l'homme. Le désespoir est le plus terrible des fléaux : heureux le médecin qui, dans de pareilles circonstances, sait se rendre maître de l'imagination des malades, de manière à ranimer chez eux l'espérance.

Le chap. XI, dans lequel l'auteur traite particulièrement des affections de l'ame, est un des plus intéressans; nous regrettons de ne pouvoir en donner l'extrait.

Dans le chapitre suivant, qui traite des habillemens, l'auteur déclame vivement contre les corsets élastics qu'on commence à faire porter aux jeunes filles : il met ces corsets au nombre des causes qui déterminent la phthisie pulmonaire chez celles qui y sont naturellement disposées, qui produisent la distortion de la colonne vertébrale et l'asthme, qui enfin aggravent toutes les affections de poitrine.

Les arts et le genre de vie particulier à chaque individu sont aussi des sources de maladies généralement incurables. On distingue deux genres de travaux, ceux de l'esprit et ceux du corps, les premiers minent et épuisent particulièrement l'économie animale. Ainsi, une multitude de gens de lettres se plaignent d'avoir la digestion difficile; un grand nombre sont sujets aux obstructions, à l'hypocondrie et à une foule d'autres maladies. Les hommes chargés d'affaires politiques, et continuellement occupés d'objets sérieux qui exigent une grande contention d'esprit, éprouvent en général le même sort.

Καὶ οἱ πολυπονώτεροί γε τῶν ἐργατῶν ὡσαύτως ὑπὸ δεινῶν κακῶν σφίσιν αὐτοῖς ἰδίων πιέζονται· ἡ ψώρα καὶ ὁ ὕδρωψ συνεχῶς τοῖς ὑφάνταις καὶ ῥάπταις προσβάλλουσιν· ὅσοι τῶν χειροτεχνῶν ἑςῶτες ἐργάζονται, ἀνευρίσμασι καὶ κιρσοῖς τῶν κάτω ἄκρων κατατρύχονται. Οἱ ἀμφὶ μύλην ὄντες, οἱ ἀρτοποιοί, καὶ λιθοτόμοι, καὶ πάντες οἱ ἐν τῷ ἐργάζεσθαι ἀέρα νέφεσι ποικίλων κόνεων συσκιαζόμενον, εἰσπνέοντες, βηχὶ δυσιάτῳ, αἱμοπτύσει, καὶ τῇ τοῦ πνεύμονος φθίσει ὑπόκεινται, ὥς που καὶ δεινῇ κωλικῇ οἱ τῷ μολύβδῳ συνεχῶς χρώμενοι ἐργάται. Τῇ δυσεντερίᾳ καὶ διαῤῥοίᾳ οἱ ἐν τοῖς ςρατοπέδοις διάγοντες ἐνίσχονται. κ. τ. λ. Πᾶσαι γοῦν αὗται αἱ νόσοι, μὴ ἐν καιρῷ τῆς ἰάσεως γενομένης, ἀνίατοι εἰσίν.

Ἡ συνεχὴς ἐδεσμάτων τινῶν καὶ πομάτων χρῆσις πολλῶν γε νόσων ὡσαύτως αἰτία πολλάκις γίνεται· ἡ δὲ τῶν οἰνωδῶν μάλιςα καὶ πνευματωδῶν πομάτων κατάχρησις ὕδρωπα καὶ παράλυσιν ἀνίατον ἐμποιεῖ, καὶ προσέτι τὰς ἄλλας νόσους πολλῷ μᾶλλον δυσιατωτέρας ἀπεργάζεται.

Καὶ ἡ τῆς ἐξ ἀραβικῶν δὲ κυάμων πόσεως κατάχρησις οὐκ ἔςι παντελῶς ἀβλαβής· ἰσχνότητα γὰρ τῷ σώματι ἐπάγει, ἐκχαυνοῖ τὰς ἶνας, ὑποχονδρίασίν τε καὶ αἱμοῤῥοΐδας, καὶ λευκόῤῥοιαν, καὶ τῶν νεύρων νόσους γεννᾷ· ἐν ταύτῃ τῇ τάξει καὶ ἡ τῆς θέης ταττέσθω κατάχρησις.

Καὶ αὐτὴ ἡ τῶν χρημάτων περιουσία, διὰ τὴν τῶν ἐχόντων ἀκράτειαν, τῇ ὑγείᾳ ἐπιβλαβὴς ὑπάρχειν δύναται. Ἀλλά γε ἡ μεγίςη πενία πολὺ ἐπιβλαβεςέρα ἐςίν· ἡ γὰρ τῶν ἐπιτηδειοτάτων ἀπορία εἰς μυρίας νόσους ἐμβάλλει τοὺς πένητας, καθ' ὧν

Les artisans les plus laborieux sont aussi accablés de fléaux qui leur sont propres; la gale et l'hydropisie sont très-communes parmi les tisserans et les tailleurs. Les ouvriers qui travaillent de bout, sont tourmentés d'anévrismes et de varices des extrémités inférieures. Les meûniers, les boulangers, les paveurs et tous les hommes qui travaillent habituellement dans une atmosphère obscurci par des nuages de poussière de différentes natures, sont exposés à des toux rebelles, à l'hémoptysie et à la phthisie pulmonaire; ceux qui emploient sans cesse le plomb, sont sujets à des coliques terribles. Les dysenteries et les diarrhées règnent dans les armées, etc. Toutes ces maladies sont sans ressource, quand elles ne sont pas prises à temps.

L'usage habituel de certains alimens et de certaines boissons est aussi une cause fréquente de plusieurs maladies. L'abus surtout des liqueurs vineuses et des spiritueux engendre des hydropisies et des paralysies incurables, et il rend les autres maladies beaucoup plus difficiles à guérir.

L'abus même du café n'est pas entièrement exempt de danger, il maigrit, relâche les fibres, détermine l'hypocondrie, les hémorrhoïdes, les fleurs blanches et les maladies nerveuses. On peut ranger dans la même classe l'excès du thé.

Les richesses peuvent devenir très-préjudiciables à la santé, par l'intempérance de ceux qui les possèdent; mais l'extrême pauvreté est infiniment plus funeste : car la privation des objets les plus essentiels à la vie, expose les pauvres à quantité de maladies

οὐδὲ τῇ προσηκούσῃ θεραπείᾳ χρήσασθαι οἱ δυςυχεῖς οὗτοι δύνανται. Διὰ τὴν τῶν χιτωνίσκων ἔλλειψιν, ὑπὸ φθειρῶν κατέδονται, καὶ ὑπὸ χρονίων καὶ δεινῶν νόσων τοῦ δέρματος κατατρύχονται· πολλάκις δὲ ὑπὸ νοσημάτων ὀξέων, καὶ πολλῆς ἐπιμελείας χρῃζόντων συνεχόμενοι, ἐπικουρίας παντελῶς ἔρημοι ὄντες, ἡττῶνται· διὸ, καὶ λοιμοῦ ἐπέχοντος, ὀλιγώτεροι Ὀθωμανοὶ, ἢ Εὐρωπαῖοι ἀπόλλυνται· περιφανὲς δὲ τούτου αἴτιον, ὡς οἱ μὲν Ὀθωμανοὶ τῇ Πεπρωμένῃ πιςεύοντες, ἀφόβως προσπελάζουσι τοῖς κάμνουσι, καὶ τούτοις τὰ δυνατὰ βοηθοῦσιν. Οἱ δὲ Εὐρωπαῖοι, καὶ ἐν τῷ ἰδεῖν τινα τῷ λοιμῷ ληφθέντα, φόβῳ κατεχόμενοι δεινῷ, καὶ γονεῖς αὐτοὺς, καὶ φίλους ἐξαιρέτους τῇ ξένων καὶ μισθωτῶν ἐπιμελείᾳ καταλιμπάνουσι. Γνωςόν δ' ἐςιν ἅπασιν ὅσον ὀλίγιςον τοιαῖςδε πιςευτέον ἐπιμελείαις.

Ἐνταῦθα ὁ συγγραφεὺς, ἐν μακρᾷ τινι ὑποσημειώσει, σφόδρα πειρᾶται τοὺς Τούρκους τοῦ τῆς ἀκαθαρσίας ψόγου ἀφιέναι, ἣν τούτων οἱ ἐν Εὐρώπῃ σοφοὶ καθολικῶς κατηγοροῦσιν, αἰτίαν ταύτην τοῦ ἐν τῇ Ὀθωμανικῇ αὐτοκρατορίᾳ πλειςάκις ἐμπίπτοντος λοιμοῦ ὑπάρχειν οἰόμενοι· καὶ ἀποδεῖξαι ἀγωνίζεται, ὅτι οἱ ταύτῃ τῇ γνώμῃ συνομολογοῦντες λίαν ἐξηπάτηνται, ἅτε δὴ μηδεμίαν περὶ τῆς Τουρκίας γνῶσιν ἔχοντες. Διδάσκει γὰρ ἡμᾶς ὡς αἱ τῆς εὐρυχώρου τῆςδε αὐτοκρατορίας μεγάλαι πόλεις οὐχ ἧττον τῶν εὐρωπαϊκῶν εἰσὶ καθαραὶ, καὶ ὡς πλεῖςον διαψεύδονται τῆς ἀληθείας, οἱ τὸν τῇ ἀναθυμιάσει τῶν ῥυπαριῶν μιαινόμενον ἀέρα αἰτίαν τῆς γεννήσεως, ἢ ἐπαυξήσεως καὶ παρεκτάσεως τοῦδε τοῦ δεινοῦ λογιζόμενοι. Πρὸς γὰρ τὴν τοῦ σώματος ἀκαθαρσίαν, πᾶν εἴ τι ἄλλο ἔθνος μᾶλλον ἢ οἱ

auxquelles ils ne sont pas à même de porter remède. Faute de changer de linge, ils sont rongés par la vermine et tourmentés de maladies chroniques de la peau : ils périssent souvent sans être secourus, quand ils sont attaqués de maladies graves qui exigent toujours les plus grands soins ; ainsi, quand la peste règne, on voit moins de Musulmans en périr que d'Européens; ce qu'on ne peut attribuer qu'à ce que les premiers qui croient à la fatalité, approchent sans crainte les malades, et leur portent tous les secours possibles, tandis que les Européens, glacés d'effroi à la vue d'un pestiféré, abandonnent même leurs parens et leurs amis les plus chéris à des soins étrangers et mercenaires; or tout le monde sait combien on doit peu compter sur de pareils soins.

L'auteur fait à ce sujet, dans une note, les plus grands efforts pour venger les Turcs de l'accusation de malpropreté que leur ont intentée en général les savans Européens, qui attribuent à cette cause la fréquence de l'apparition de la peste dans l'empire Ottoman. Il tâche de prouver que ceux qui ont avancé cette opinion, se sont lourdement trompés, et qu'ils n'ont aucune idée de la Turquie; il nous apprend que les grandes villes de ce vaste empire ne sont pas tenues moins proprement que celles de l'Europe : il ajoute que c'est à tort qu'on a considéré l'air corrompu par les vapeurs qui s'élèvent des immondices, comme une des causes qui engendrent ou aggravent ce fléau, et qui prolongent sa durée; car quant à la malpropreté du corps, aucun peuple ne mérite moins ce

Τοῦρκοι τῆς μέμψεως ταύτης ὑπάρχουσιν ἄξιοι. Τίς γὰρ ἀγνοεῖ ὡς αὐτοὶ διὰ θρησκείαν πεντάκις τῆς ἡμέρας πρόσωπον καὶ χεῖρας καὶ πόδας νίπτουσιν; ὡς ἀεὶ μετὰ τὴν τῆς φυσικῆς ἀνάγκης ἀποπλήρωσιν ἀποπλύνονται; ὡς ἑαυτοὺς μεμιασμένους λογίζονται, καὶ σαγόνος οὔρων μέρει τινὶ τοῦ σώματος ἐπισαλαξάσης; τό γε τελευταῖον ὡς ἡ αὐτὴ θρησκεία λούεσθαι μετὰ τὸ θῦσαι τῇ Ἀφροδίτῃ, ἢ μετ' ἐξονειρωγμὸν, αὐτοῖς ἐπιτάσσει; Ἄλλως τε κἂν αἱ πόλεις αὐτῶν ἧττον καθαραὶ, ἢ αἱ τῶν ἄλλων Εὐρωπαϊκῶν ἐθνῶν, ὦσιν, ὃ δυσχερές ἐστιν ἀποδεῖξαι, οὐδοτιοῦν ἐκ τούτου ἕπεται, ταύτην μόνην τὴν αἰτίαν ἀρκεῖν εἰς τὴν τοῦ λοιμοῦ γέννησιν. Τίς γὰρ ἂν ὀνομάσειεν ἄλλο ἔθνος οὕτως ἐπαίνου ἄξιον, ὅσον τὸ τῶν Βαταυῶν διὰ τὴν ἄκραν τῶν οἴκων, ναῶν, ἀγυιῶν, καὶ ἱματίων καθαριότητα γέγονε; καὶ ὅμως ὁ λοιμὸς οὕτως ἐκ τοῦ πάλαι συνεχῶς ἐν τούτῳ τῷ ἔθνει συνέβη, ὥστε τινὰς ἰατροὺς, οἳ ἐκεῖ κατῴκησαν, αὐτὸν δὶς καὶ τρὶς αὖθις συμβάντα ἐν τῇ αὐτῶν ζωῇ παρατηρῆσαι. Ὅθεν ἅπασι πρόδηλον, ὅτι δὴ καὶ ἡ καθαριότης οὐδ' ὅλως ἀναιρεῖ τὴν εἰς τὸν λοιμὸν προδιατιθεῖσαν αἰτίαν.

Ἀλλ' ἔροιτο ἄν τις, ὅτῳ ποτὲ τρόπῳ ἐγένετο, ὥστε ταύτην τὴν συμφορὰν μᾶλλον ἐν Τουρκίᾳ ἢ ἀλλαχοῦ εἶναι συνεχῆ; αἴτια τούτου, ὡς μοι δοκεῖ, τὰ ἑξῆς ἐστι; πρῶτον ὅτι οὐ κατεσκευάσθη ἐν τοῖς ὅροις ταύτης τῆς ὑπερμεγέθους αὐτοκρατορίας, καὶ ἐν ταῖς παραλίαις πόλεσι, τὰ κοινῶς λαζαρέτια λεγόμενα, ἐν οἷς οἱ ἀλλογενεῖς τεσσαράκοντα ἡμέρας διαμένειν καταναγκάζονται· ὁ γὰρ λοιμὸς καθολικῶς διὰ τῶν ἐξ Αἰγύπτου καὶ Ἀραβίας εἰς Κωνσταντινούπολιν, καὶ τὰς λοιπὰς πόλεις, αἳ ἐπὶ τῇ θαλάττῃ εἰσὶν, καταγομένων

reproche que les Turcs. Ignore-t-on que, par un principe de religion, ils se lavent cinq fois le jour le visage, les mains et les pieds ? qu'ils ne manquent jamais de se laver après avoir satisfait aux besoins de la nature, et qu'ils se regardent comme immondes, lorsqu'une goutte d'urine leur est tombée sur quelque partie du corps ; qu'enfin cette même religion leur enjoint de se baigner après avoir sacrifié à Vénus, ou même à la suite d'une pollution nocturne ? Mais, quand bien même leurs villes seroient tenues moins proprement que celles des autres peuples de l'Europe, ce qu'on aura de la peine à prouver, on ne sera pas fondé à en conclure que cette seule cause suffit pour engendrer la peste. Peut-on citer un peuple plus recommandable que les Hollandois pour la propreté excessive qui règne dans leurs maisons, leurs temples, leurs rues et leur manière de se vêtir ? Néanmoins, la peste a été autrefois si commune dans cette nation, que plusieurs médecins, qui y ont vécu, l'ont vue reparoître deux ou trois fois dans le courant de leur vie, d'où il est évident que la propreté n'anéantit pas la cause prédisposante de la peste.

Mais, on demandera pourquoi ce fléau est plus commun en Turquie que dans toute autre contrée ? On doit, à ce que je pense, l'attribuer aux causes suivantes, 1.° à ce qu'il n'y a pas de Lazarets établis sur les frontières, ainsi que dans les villes maritimes de ce vaste empire, où les étrangers soient obligés de faire la quarantaine ; car la peste est communément apportée à Constantinople, et dans les autres villes maritimes, par les vaisseaux qui viennent de l'Égypte

νηῶν μετακομιζόμενος, ἐκ τούτων καὶ εἰς τὴν ἤπειρον διαδίδοται· οὐ δή που οὕτως ἂν συνεχὴς ὁ λοιμὸς ἦν, εἰ τοῖς αὐτοῖς προφυλακτικοῖς ἐνταῦθα, ὡς ἐν Εὐρώπῃ, ἐχρῶντο. Ὁ γὰρ λοιμὸς οὐκέτι ἐν Χερσοννήσῳ παρατηρεῖται, ἐξ οὗ αὕτη ὑπὸ τῇ τῶν Ῥώσσων ἐξουσίᾳ ἐςὶ, καί τοι πρότερον κἀνταῦθα ὁμοίως ταῖς ἄλλαις Ὀθωμανικαῖς ἐπαρχίαις, συνεχὴς ἦν. Δεύτερον αἴτιόν ἐςιν, ἡ συνεχὴς τῶν ὑγιαινόντων σὺν τοῖς κάμνουσι συνδιατριβή. Τρίτον, ἡ δημόσιος τῶν σκευῶν, οἷς οἱ τῷ λοιμῷ κατεργασθέντες ἐχρῶντο, πρᾶσις· πολλοὶ γὰρ ἀπλήςως [illegible]ὰ χρήματα ἔχοντες, καὶ διὰ τὸ εὔωνον τῶν πιπρασκομέν[illegible]εασθέντες, καὶ ταῦτα ὠνούμενοι, λανθάνουσι μετ' αὐτῶν καὶ τὸν λοιμὸν εἰς τὸν οἶκον εἰσάγοντες. « Κᾀυτὸς ἐγὼ, » φησὶν ὁ συγγραφεὺς, » « τὸν λοιμὸν πάλαι νοσήσας, ταῖςδε ταῖς πράσεσι προσήειν, πολλούς τε τῶν παρόντων εἶδον διφθέρας καὶ τρίβωνας καὶ χιτωνίσκους, ἃ τυχὸν οἱ ἐκ τοῦ λοιμοῦ τεθνηκότες ἐφόρουν, ὠνουμένους, καὶ ἅμα τούτοις χρωμένους. »

Τὸν μὲν ἡμέτερον συγγραφέα, ὅτι οὕτω λεπτομερῶς καὶ ἀκριβῶς περὶ τούτων διεξῆλθε, δίκαιον ἐγκωμιάζειν νομίζομεν, ἀλλ' ἅμα προσθεῖναι ἀναγκαζόμεθα αὐτὸν περὶ τῶν αἰτίων λόγον ποιήσαντα, ἃ τὸ τοὺς κάμνοντας πρὸς ὑγείαν ἀποκαταςῆσαι χαλεπώτατον ἀπεργάζεται ἐν νοσοκομείοις, μὴ ἀποχρώντως τῷ κυριωτάτῳ τούτων ἐμμεῖναι· συγχωροῦμέν γε τὸν ἀέρα, ὃν ἐν ταῖςδε ταῖς ἀνιαραῖς τῶν ἀνθρωπίνων ἀσθενειῶν ὑποδοχαῖς πνέουσιν οἱ κάμνοντες, τήν τε δυσχέρειαν τοῦ δίαιταν ἁρμόττουσαν ἐπιτάξαι τοσούτῳ καμνόντων πλήθει, οὐ μόνον τῷ ἤθει τῶν

et de l'Arabie, d'où elle se communique dans le continent : certainement elle n'y seroit pas aussi fréquente, si l'on usoit des mêmes moyens préservatifs qu'en Europe, car on ne l'a pas observée dans la Crimée depuis que cette province est sous la domination de la Russie, quoiqu'elle n'y fût pas autrefois moins commune que dans les autres provinces de l'empire Ottoman ; 2.° à la communication habituelle des malades avec les personnes saines ; 3.° à la vente publique des objets qui ont servi à ceux qui sont morts de la peste; car quantité de gens avides, séduits par le vil prix de ces objets, les achètent, et introduisent ainsi imprudemment la peste avec eux dans leurs maisons. « Ayant été moi-même attaqué » de la peste, « ajoute l'auteur », j'ai autrefois » fréquenté ces ventes, j'ai vu plusieurs de ceux » qui s'y trouvoient acheter et même faire usage de » pelisses, de manteaux, de chemises, etc. qui pou» voient avoir servi aux pestiférés ».

Nous ne pouvons qu'applaudir à ces détails; mais nous sommes en même temps forcés d'ajouter qu'il nous paroît que l'auteur, en parlant des causes qui rendent très-difficile le traitement des maladies dans les hôpitaux, n'a pas insisté suffisamment sur la plus essentielle. Nous convenons avec lui que l'air qu'on respire dans ces tristes réceptacles des infirmités humaines, que la difficulté de prescrire un régime convenable à une multitude d'indigens qui diffèrent non-seulement par la nature des maladies dont ils

νόσων ὑφ' ὧν προσβέβληνται, ἀλλὰ καὶ τῇ ἡλικίᾳ, καὶ τῷ γένει, καὶ τῇ κράσει ἀλλήλων διαφερόντων, κώλυμα μέγα τι ἐμποδίζον τῇ ἰάσει τῶν νόσων εἶναι· προσθήσω δὲ τοῦτο δεινότερον καὶ καλεπώτερον γίγνεσθαι διὰ τὴν ὑπερβολικὴν τῶν μισθωτῶν ὑπηρετῶν ἀμέλειαν, διά γε τὴν πολυχρόνιον μετὰ τῶν ἀῤῥώςων διατριβὴν, τὰς τῶν ἄλλων συμφορὰς οὐδαμῶς οἰκτειρόντων, καὶ τό γε τελευταῖον, διὰ τὴν κατάχρησιν τοῦ πλείους κάμνοντας ἐπὶ μιᾶς κλίνης, ὡς πάλαι τοῦτο ἐποίουν, συσσωρεύειν. Ἀλλὰ πολλοῦ γε καὶ δεῖ ὑπὸ τούτων τῶν διαφόρων αἰτιῶν τόσον τὴν φθορὰν αὐξάνεσθαι, ὡς ὁ ἡμέτερος συγγραφεὺς ὑπέλαβε, τῇ ἀναφορᾷ τῶν ἰατρῶν Ζιμμερμάννου καὶ Ῥείλου πεποιθὼς, οἳ ἐκ δισχιλίων ἀῤῥώςων, εἰς τὸ ἐν Παρισίοις καταγώγιον Θεοῦ λεγόμενον νοσοκομεῖον εἰσιόντων, μόλις ἑξήκοντα πάλαι διασωθῆναι ἔγραψαν. Ἐκ ταύτης γε τῆς διηγήσεως ὑπερφυῶς παραδόξου οὔσης, σαφῶς ἀποδείκνυται ὡς ἀπίςως ἔχειν δεῖ πρὸς τὰς ἐπαναφορὰς περιηγητῶν τινων, οἳ ἀφροντίςως διὰ τῶν τόπων, ὧν τὰ πράγματα λέγουσι, διέρχονται· εἰ γὰρ τοῦτο ἀληθὲς ἦν, τίς ἂν τοιῷδε νοσοκομείῳ προσπελάσαι ἐτόλμησεν; ἀλλ' ἀντὶ τοῦ φεύγειν τοῦτο, ὁ λαὸς τοὔμπαλιν ἀγεληδὸν εἰς αὐτὸ προσῄει, ὥς' ἀνὰ πᾶν ἔτος δισχιλίους που πρὸς τοῖς δισμυρίοις ἀῤῥώςους εἰσεδέχοντο, ἐξ ὧν βραχύ τι πλέον τοῦ πεμπτημορίου τῆς ζωῆς ἀπηλλάττοντο, ὡς διηγήσαντό τινες προσεκτικώτατοι καὶ ἀξιόπιςοι ἄνδρες, καὶ μάλιςα ὁ τοῦ συγγράμματος συγγραφεὺς, οὗ ἡ ἐπιγραφὴ Ἀςυνομία τῆς Γαλλίας, σελ. πγ' ».

Ἀλλά γε δεινῷ τοῦ κοινῇ λυσιτελοῦντος πόθῳ ἡττώμενοι διοικηταὶ, καθολικήν τινα διόρθωσιν, ἐξ εἴκοσί που ἐτῶν ἐν τῷδε τῷ νοσοκομείῳ ἐποίησαν· ἥκιςα δὴ παρὰ τούτων εὕροι ἄν τις παραλελειμμένα ὅσα τὰς αἰτίας, ἃς τὴν φθορὰν ἐπαύξειν ᾤοντο, ἐκποδὼν ποιῆσαι ἱκανὰ ἦν· δυσὶ μὲν γὰρ τρι-

sont affectés, mais par l'âge, le sexe et le tempérament, opposent de grands obstacles à la guérison; j'ajouterai même que ces obstacles sont encore aggravés par la négligence extrême de vils mercenaires, que l'habitude de soigner des malades a rendus inhumains, ainsi que par l'abus d'en accumuler plusieurs dans un même lit, comme on le faisoit autrefois; mais il s'en faut bien que toutes ces causes aient augmenté la mortalité au point que se l'est figuré notre auteur, d'après le rapport des docteurs Zimmerman et Reil, qui ont avancé que, sur deux mille malades qu'on recevoit autrefois dans l'Hôtel-Dieu de Paris, à peine en guérissoit-on soixante. Cette assertion singulière et incroyable prouve combien on doit peu compter sur les rapports que font certains voyageurs, de ce qui se passe dans des contrées qu'ils n'ont parcourues que rapidement. Si cela eût été ainsi, qui auroit osé approcher d'un pareil hôpital? Loin de le fuir, le peuple s'y rendoit au contraire en foule, au point qu'on y recevoit annuellement environ vingt-deux mille malades, sur lesquels il en mouroit un peu plus d'un cinquième, comme l'ont rapporté plusieurs observateurs attentifs, dignes de foi, entre autres l'auteur de l'ouvrage intitulé *Police de la France*, p. 83.

Des administrateurs remplis de zèle pour le bien public ont, depuis une vingtaine d'années, fait une réforme générale dans cet hôpital; ils n'ont rien négligé pour remédier aux causes qu'on jugeoit capables d'augmenter la mortalité; ils ont diminué des deux tiers le nombre des malades, ils ont fait mettre chacun

τημορίοις ὀλιγωτέρους ἀσθενεῖς παραδέχεσθαι, ἕκαςον δὲ τούτων ἐν ἰδίᾳ κατακλίνειν κλίνῃ ἐκέλευσαν· τελευταῖον ἡ καθαριότης μεγίςη νῦν ἐςι, καὶ ὅμως τὴν φθορὰν ἐλαττῶσαι οὐκ ἠδυνήθησαν, καί τοι ἐν τῷδε τῷ νοσοκομείῳ οὐδέποτε ἐπιδήμιοι νόσοι ἐμπεπτώκασιν, ἀλλ' οὐδὲ ὁ πυρετὸς αὐτὸς ὁ νοσοκομείοις ἴδιος, ὃς ἀλλαχοῦ ὀλεθριώτατός ἐςιν.

Ἀλλ' ἀντιςαῖεν ἄν τινες· τί πότ' ἐςι τῆςδε τῆς φθορᾶς τὸ αἴτιον; αὐτό γε πρόδηλον ἂν γένοιτο τῷ, ὅπως περὶ τὴν ὑγείαν διάκεινται οἱ συνεχῶς εἰς τόδε τὸ νοσοκομεῖον κομιζόμενοι, ἐπιμελῶς σκεπτομένῳ· μόλις γὰρ ἂν, ἐξ εἴκοσιν ἀῤῥώςων τελευτησάντων, εἷς νόσον εὐθεράπευτον νοσῶν εὑρεθήσεται. Πάμπολλοι γὰρ τούτων τῶν δυςυχῶν ἤδη εἰσὶν ὑπὸ χρονίων νόσων, ἢ ὑπὸ τῆς ἡλικίας τῷ σώματι ἐξαδυνατοῦντες, ἢ φθίσει κατεχόμενοι· γυναῖκες πάρεισι καρκίνον ἐν ὑςέρᾳ ἔχουσαι, ἄνδρες ἀποπληξίᾳ ἐν ταῖς ὁδοῖς, ἢ ἐν δημοσίοις τόποις περιπεσόντες, ἐργάται τετρωμένοι, ἢ πτώσεις δεινὰς πεπτωκότες, οἷον οἰκοδόμοι, καὶ οἴκων ςεγάσματα κατασκευάζοντες, ἢ ἑαυτοὺς φαρμάκῳ ἢ σιδήρῳ τοῦ ζῆν ἐξαγαγεῖν ἐπιχειρήσαντες, καὶ πολλοὶ ἄλλοι τοιοῦτοι, ὧν οἱ πλείους παραυτίκα, ἢ ὀλίγαις ὥραις ὕςερον, μετὰ τὴν εἰσδοχὴν ἀποθνήσκουσιν· εἴ τις, ὡς προσῆκόν ἐςι, πάντας τούςδε τοὺς ἄρδην ἀνελπίςους ἀῤῥώςους ἀφελὼν, τὸ κεφάλαιον τῆς ἐν τῷδε τῷ νοσοκομείῳ φθορᾶς ἐξετάσῃ, πολλοῦ γε καὶ δεῖν ταύτην μείζονα ἢ ἐν ἄλλοις νοσοκομείοις, ὡς ἔνιοι ὑπέλαβον, ὑπάρχειν εὑρήσει.

Αὕτη ποικίλη ἐςι, λόγῳ τοῦ μείζονος ἢ ἐλάττονος κωλύματος ὃ τῇ τῶν ἀσθενῶν εἰσδοχῇ οἱ ἐπιςάται ἀντιτιθέασιν· ἀλλὰ δὴ ἔν τισιν ἔτεσιν ὀλιγίςη ἦν ἡ φθορὰ, ὡς περὶ τούτου ἐπείσθην ἐκ τῶν καταλόγων τῶν κατ' ἐμὴν ἐπιταγὴν γενομένων περὶ τῶν καμνόντων οὓς ἐν διαφόροις διαιρέσεσι τοῦδε τοῦ νοσοκομείου μετεχειρισάμην· παραδείγματος χάριν, κατὰ τὸ ͵αωγ'. ἔτος, ἐκ τῆς κά. ἰαννουαρίου

d'eux dans un lit particulier, enfin, la plus grande propreté y règne; néanmoins on n'a pu parvenir à diminuer la mortalité, quoiqu'on n'y voie jamais régner de maladies épidémiques, ni même la fièvre d'hôpital qui fait tant de ravage dans les autres hôpitaux.

Mais, objectera-t-on, quelle peut être la cause de cette mortalité? Il suffit, pour la reconnoître, de faire attention à la situation de ceux qu'on y amène continuellement; à peine sur vingt de ceux qui ont succombé, en trouvera-t-on un dont la maladie ait offert quelque espoir de guérison. La plupart sont des malheureux épuisés par de longues maladies ou par l'âge; des phthisiques, des femmes attaquées d'ulcère à la matrice, des gens qui ont été frappés d'apoplexie dans les rues ou dans les endroits publics, des ouvriers qui ont été blessés ou qui ont fait des chutes graves, tels que des maçons, des couvreurs, des hommes qui ont tenté de se délivrer de la vie par le poison ou par le fer, et quantité d'autres du même genre, dont un grand nombre expire en arrivant ou peu d'heures après. Si, comme il est juste, on met à part tous ces cas absolument désespérés, pour établir le degré de mortalité, on se convaincra qu'il s'en faut bien qu'elle soit, comme quelques personnes se l'imaginent, supérieure à celle des autres hôpitaux.

Elle varie selon que l'on apporte plus ou moins de difficultés à recevoir les malades. Il y a eu même des années où la mortalité a été très-foible, comme je m'en suis assuré, d'après le relevé que j'ai fait faire des malades que j'ai traités dans différens départemens de cet hôpital. Par exemple, en 1803, du 21 janvier

ἄχρι τῆς ιθ'. φευρουαρίου, ὁπότε ὑπὸ τὴν ἐμὴν ἐπίσκεψιν ἦν ἡ τῆς ἁγίας Ἰωάννας διαίρεσις, ἐκ τριῶν καὶ ὀγδοήκοντα πρὸς ταῖς ἑκατὸν γυναικῶν, δύο μόνον καὶ εἴκοσιν ἀπέθανον, ὃ δὴ ὡς ἓν πρὸς τρία καὶ εἰκοσίν ἐςι, τούτων δὲ, αἱ μὲν ὀκτὼ καὶ δέκα νόσους φύσει ἀνιάτους, αἱ δὲ λοιπαὶ νόσους ὀξείας ὅτι μάλιςα προβεβηκυίας ἐνόσουν· ἐκ δὲ τῆς κ'. φευρουαρίου ἄχρι τῆς κά. μαρτίου, ἡ φθορὰ ἔτι πολὺ ἐνδεεςέρα ἦν· ἐκ γὰρ ἑκατὸν ὀγδοήκοντα τεσσάρων, ἓξ πρὸς ταῖς δέκα ἀπέθανον, καὶ ἐκ τούτων μία μὲν ὑπὸ νόσου ὀξείας, πᾶσαι δὲ αἱ λοιπαὶ ὑπὸ νόσων χρονίων καὶ ἀνιάτων ἠνωχλοῦντο.

Ἐνταῦθα τὸν σοφὸν Λαφφορέον ἐσωτερικὸν μαθητὴν τοῦδε τοῦ νοσοκομείου, ὡς δίκαιόν ἐςιν, ἐπαινέσαι σπουδάσω, ὃς δὴ ἐξ ὅτου τόδε τὸ ἔργον αὐτῷ ἐπετράπη, οὐδέποτε, νύκτωρ καὶ μεθ' ἡμέραν, τοῖς ἐν τῇ αὑτοῦ διαιρέσει κειμένοις ἀσθενέσι προσέχων, καὶ σημειώσεις περὶ ἑκάςου ποιῶν ἐπαύσατο, καὶ φιλοκάλως τὴν τῶν νοσημάτων σύνοψιν, ἃ ἐγὼ ἐν δυσὶ καὶ εἴκοσι μησὶ μετεχειρίσθην ἐν διαφόροις διαιρέσεσι, ποιησάμενος, ἐννέα πίνακας, (1) δισχιλίους ἐννενήκοντα πέντε κάμνοντας περιέχοντας, ἐξέθετο, ἐξ ὧν δύο καὶ ἑβδομήκοντα πρὸς τοῖς τετρακοσίοις δυςυχὲς ἔσχον τέλος· ἀλλ' ὡς ὁ αὐτὸς παρατηρεῖ, ἐκ τούτων, οἱ μὲν τριακόσιοι ἕνδεκα νόσους χρονικὰς καὶ ἀνιάτους εἶχον, ἑξήκοντα δὲ καὶ εἷς ὀξείαις νόσοις οὕτω προβεβηκυίαις κατείχοντο, ὥςε οὐδεμίαν ἰάσεως ἐλπίδα ὑπολείπεσθαι. Πάντες οὗτοι τῇ πρώτῃ ἢ τῇ δευτέρᾳ ἡμέρᾳ τῆς ἐλεύσεως ἀπώλλυντο, ἑκατὸν δὲ μόνον οὐ παντελῶς ἀπεγνωσμένοι ἐφάνησαν. Εἰ οὖν τόνδε τὸν ἀριθμὸν πρὸς τὸν

(1) Τούτων τρεῖς τύποις ἐκδοὺς τῷ τέλει τῆσδε τῆς ἀπαγγελίας προσέθηκα.

au 19 février, il n'est mort dans le département de la salle Sainte Jeanne, dont j'étois chargé, que vingt-sept femmes sur cent quatre-vingt-trois, ce qui fait un sur vingt-trois, parmi lesquelles dix-huit étoient attaquées de maladies incurables de leur nature, et les autres de maladies aiguës fort avancées. Du 20 février au 21 mars, la mortalité a été encore bien moindre, car sur cent quatre-vingt-quatre, il n'en est mort que seize, dont une seule de maladie aiguë; toutes les autres avoient des maladies chroniques incurables.

Je saisis ici avec empressement l'occasion de rendre justice à M. Laffore, jeune docteur, élève interne de l'Hôtel-Dieu, qui, depuis qu'il y est admis, n'a cessé d'examiner avec le plus grand soin, nuit et jour, les malades qui sont dans son département, et de prendre des notes sur chacun d'eux. Il a bien voulu me faire le relevé de ceux que j'ai traités dans le cours de vingt deux mois, dans différens départemens. Il en a formé neuf tableaux * qui renferment deux mille quatre-vingt-quinze malades, dont quatre cent soixante et douze ont succombé; mais, comme il l'observe lui-même, sur ce nombre, trois cent onze étoient attaqués de maladies chroniques incurables, et soixante et un avoient des maladies aiguës tellement avancées, qu'elles n'offroient plus aucun espoir, ces derniers moururent tous du premier au quatrième jour de leur entrée; cent seulement ne paroissoient pas désespérés en arrivant. Par conséquent,

* J'en ai fait imprimer trois qui se trouvent à la fin de ce Rapport.

τῶν ἄλλων ἀῤῥώςων, τῶν εἰς τὸ ἡμέτερον νοσοκομεῖον εἰσαχθέντων συγκρίνωμεν, τὴν ἀναλογίαν ά : $\frac{\varepsilon\zeta\acute{\varepsilon}}{\rho}$, ἤ : ά· κ' : : $\frac{\iota\acute{\beta}}{\kappa}$ ὑπάρχουσαν εὑρήσομεν· προσέτι τούτῳ τῷ ἀριθμῷ τῶν νοσούντων, οὓς μετά τινος ἐλπίδος οἷόν τε ἦν ματαχειρισθῆναι, συμπεριελήφθησαν, καὶ οἱ νόσοις συμπεπλεγμέναις καὶ πολλάκις κρείττοσι τῶν τῆς τέχνης βοηθημάτων ληφθέντες, προσέτι καὶ οἱ ἐλθόντες μὲν ἤδη ταῖς νόσοις πάνυ συντετριμμένοι, μετὰ δὲ τὴν πέμπτην ἡμέραν τῆς εἰσελεύσεως ὑπὸ τούτων κατεργασθέντες· ἔσχατον δὲ καὶ οἱ πόῤῥω γενόμενοι τῆς ἡλικίας, ἀλλὰ μικρόν τι εἰσέτι ἐῤῥωμένοι, καὶ οὐδέ πω εἰς παντελῆ γε τῆς σωτηρίας ἀπόγνωσιν ἐλθόντες.

Ἐκ ταύτης οὖν τῆς κατὰ μέρος διηγήσεως, ἀποδείκνυται ὡς ἡ ἐν τοῖς πολιτικοῖς νοσοκομείοις φθορὰ, καθολικῶς ἐκ τοῦ ἤθους μάλιςα ἀναφύεται τῶν παθημάτων, ἃ οἱ εἰς ταῦτα εἰσαχθέντες πάσχουσι· διὸ καὶ αὕτη πάνυ λίαν διαφέρει, καὶ οἷατ' ἐςὶν ἐνίοτε δεινοτάτη γενέσθαι, κἂν ὅσον πλεῖςον πρὸς τὸ τὴν θεραπείαν τοῖς ἀῤῥώςοις ἐπάγειν ὁ ἰατρὸς φιλοτίμως ἔχοι. Οὕτως ὁ περικλεὴς Στόλλιος « θεραπ. μεθ. τομ. ά σελ. σζγ'. » παρετήρησεν ὅτι ὁ ἀριθμὸς τῶν ὑπὸ τῶν κακοηθῶν πυρετῶν ἐν τῷ τῆς ἁγίας Τριάδος νοσοκομείῳ τῷ ἐν Βιέννῃ ἀποθνησκόντων, πρὸς τὸν τῶν θεραπευομένων ἦν, ὡς ά. γ' ε̄ $\frac{\cdot}{\acute{\alpha}}$, ἐκ γὰρ ἑξήκοντα ὀκτὼ, ἀπέθνησκον εἷς καὶ εἴκοσιν.

Ἐν τῷ ἡμετέρῳ γε νοσοκομείῳ οὐδέποτε ἑωράκαμεν τοσαύτην φθοράν· ἀλλ' ἐνταῦθα περὶ ἐνδημίου τινὸς νόσου ὁ λόγος ἐςὶν, αὗται δὲ αἱ νόσοι ἀεὶ πρὸς τὴν θεραπείαν πολὺ μᾶλλον δυσχερεῖς, καὶ δυσανάκλητοί εἰσι τῶν σποραδικῶν, ὡς ὁ αὐτὸς περικλεὴς Γεωργιάδης ἐν τοῖς περὶ τὴν πατρίδα αὐτοῦ Φιλιππούπολιν τὴν ἐν Θρᾴκῃ τόποις παρετήρησε· καίπερ αὕτη ἡ πόλις ἐν ὑγιεινῷ τόπῳ κεῖται, ὅμως οἱ διαλείποντες

si on compare ce nombre avec celui des autres malades reçus dans notre hôpital, on aura pour rapport $1 : \frac{2005}{100}$ ou bien : $1 : 20 :: \frac{19}{20}$; encore avons-nous compris dans le nombre des malades traités avec quelque espoir de succès, ceux qui avoient des maladies compliquées, si souvent supérieures aux ressources de l'art, ceux qui sont arrivés lorsque leurs maladies étoient fort avancées, mais qui n'ont succombé que passé le cinquième jour de leur entrée; enfin, les vieillards qui ayant encore quelque reste de vigueur, pouvoient laisser une lueur d'espérance.

Ces détails prouvent que la mortalité qu'on observe en général dans les hôpitaux civils, dépend principalement de la nature des maladies dont sont affectés ceux qu'on y reçoit; elle varie en conséquence beaucoup, et elle peut devenir effrayante, quelques tentatives que fasse celui qui est chargé du traitement. Ainsi l'illutre Stoll (t. 1 p. 293 de son *Ratio med.*) remarque que le nombre de malades attaqués de fièvres malignes, qui moururent dans l'hôpital de la Trinité de Vienne en 1769, fut, en proportion de ceux qui guérirent de la même fièvre, comme 1. $3\,\frac{5}{21}$, car il en mourut vingt-un sur soixante-huit.

Nous n'avons jamais eu d'exemple d'une semblable mortalité dans notre hôpital; mais il s'agit ici d'une maladie endémique, et ces maladies sont toujours plus rebelles et plus difficiles à guérir que les sporadiques, comme M. le docteur Georgiades l'a observé aux environs de Philippopolis en Thrace (aujourd'hui la Romanie), sa patrie. Quoique cette ville soit située

πυρετοὶ ἐνδήμιοι διηνεκῶς εἰς ταύτην ἐμπίπτουσι, θέρους μεσοῦντος καὶ λήγοντος, ἐν τοῖς ἔτεσι μάλιςα, καθ' ἃ τῆς ὀρύζης ἐν τοῖς πέριξ σπειρομένης, αἱ τῶν ἐν τοῖς πεδίοις ἐλλιμναζόντων ὑδάτων ἀτμίδες τὸν ἀέρα μιαίνουσιν. Οἱ δὲ πυρετοὶ οὗτοι ταῖς ποικίλαις τῶν ἰατρῶν ἐπινοίαις καὶ τοῖς κοινῇ προσφορωτάτοις τῷ πυρετῷ ἄκεσιν ἀνίατοι· ἀλλ' ὅμως ἀπὸ ταὐτομάτου πάντως ἀφανίζονται, τῶν λιμναζόντων ὑδάτων διαῤῥυέντων, καὶ τῆς γῆς ξηρανθείσης.

Πᾶσαι αἱ τοῦδε τοῦ γένους, αἱ ἐκ τῆς ἰδιωτικῆς τῶν τόπων φύσεως τὴν ἀρχὴν ἔχουσαι νόσοι, ὡς οἱ ἡμιτριταῖοι πυρετοί, αἱ τοῦ ἥπατος φλεγμοναί, τὰ νευρικὰ πάθη, καὶ αἱ τοῖς οἰκηταῖς τῶν θερμῶν κλιμάτων ἴδιαι νόσοι, ἁπασῶν τῶν τῆς ἰατρικῆς ἐπικουριῶν κρείττονές εἰσι· διὸ πρὸς τὸ τούτων ἀπαλλαγῆναι, ἐκ τῶν χωρίων ἐν οἷς αὐταῖς προσεβλήθη τις, προθύμως ἀποδιδράσκειν ἀνάγκη. Καὶ οἱ ψυχροὶ δὲ τόποι ὡσαύτως νόσους ἐνδημίους οὐχ ἧττον δυσιάτους γεννῶσιν, οἷον καὶ τὸ ἐν Βαταυΐᾳ, καὶ ἐν ταῖς παρὰ τῇ ἀρκτῴᾳ θαλάσσῃ χώραις ἔνδημον ὂν σκορβοῦτον.

Καὶ αἱ τοῦ ἔτους ὧραι κώλυμα πολλάκις τῆς θεραπείας ἀνυπέρβλητον ἡμῖν γίγνονται· τὸ φθινόπωρον τὴν φθίσιν, τὰς χοιράδας, καὶ τὸν ὕδρωπα παροξύνει, καὶ τοὺς συνεχεῖς ἀνωμάλους πυρετοὺς εἰς τριταίους ἢ τεταρταίους μεταβάλλει δυσιατωτάτους, οἳ μόνον τοῦ ἔαρος προσερχομένου εὐθεράπευτοι γίνονται· καὶ αὕτη δὲ ἡ ὥρα, καίτοι πᾶσαν τὴν φύσιν ἀναψύχουσά τε καὶ ζωοποιοῦσα, τῶν αἱμοῤῥαγιῶν, καὶ πολλῶν δεινῶν φλογωδῶν νοσημάτων εὔφορός ἐςι.

Ἀδύνατον ἡμῖν ἐςι τῷ συγγραφεῖ παρακολουθῆσαι ἐν ταῖς παρατηρήσεσιν, ἃς αὐτὸς ἐν τῷ ιή. καὶ ιθ'. κεφ. περὶ τῶν φαρμάκων καὶ βρωμάτων ἐν εἴδει ποιεῖ. Οὐδεὶς ἀγνοεῖ ὡς τὰ

dans un pays fort sain d'ailleurs, les fièvres intermittentes y sont communément endémiques, vers le milieu et la fin de l'été, dans les années surtout où le riz, qu'on sème dans les environs, et les vapeurs qui s'élèvent des eaux croupissantes dans les campagnes, corrompent l'atmosphère. Ces fièvres, après avoir résisté au traitement le mieux dirigé et aux fébrifuges les plus actifs, se dissipent d'elles-mêmes, lorsque les eaux croupissantes étant écoulées, le terrain s'est desséché.

Toutes les maladies de ce genre qui dépendent de la position particulière du climat, ainsi que les hémitritées, les inflammations du foie, les affections nerveuses, le tetanos, et quantité d'autres particulières aux habitans des pays chauds, éludent toutes les ressources de l'art; et il faut, pour s'en délivrer, fuir promptement les contrées où on les a gagnées. Les pays froids ont également des maladies endémiques qui ne sont pas moins rebelles, tel est le scorbut qui règne en Hollande et dans les pays du Nord, voisins de la mer.

Les saisons nous opposent encore des obstacles souvent insurmontables : l'automne aggrave la phthisie, les scrophules, et l'hydropisie; il change les fièvres continues irrégulières en tierces ou en quartes très-rebelles, qui ne guérissent qu'au printemps; mais cette dernière saison qui ranime et donne une nouvelle vie à toute la nature, favorise les hémorrhagies et quantité de maladies inflammatoires redoutables.

Il ne nous est pas possible de suivre les observations que donne l'auteur dans les chap. XVIII et XIX relativement aux médicamens et aux alimens en par-

φάρμακα μὴ δεόντως παρεσκευασμένα, ἢ ἐν τῷ πρέποντι καιρῷ μὴ διδόμενα, πολλάκις καὶ τὰς τῷ ἐξαίφνης σκοποῦντι μικρὰς φαινομένας νόσους δυσιάτους, ἢ καὶ θανατηφόρους ποιοῦσιν· ἄλλως τε καὶ ἡ κατὰ μακρὰν ἕξιν βρωμάτων τινῶν, ἢ πομάτων, μὴ ἀγαθῆς ποιότητος ὄντων, χρῆσις, κρατίστην εἰς πᾶσαν τὴν τοῦ ζώου οἰκονομίαν ἔχει δύναμιν· ταῦτα γὰρ πολλάκις δηλητήριον πέλει, ὃ δυσιάτους τε καὶ ἀνιάτους τῶν σπλάγχνων τῆς κάτω κοιλίας ἐμφράξεις ἠρέμα καὶ ἀνεπαισθήτως γεννᾷ· ὃ μάλιστα τὸ ἄπειρον πλῆθος τῶν ἀσθενειῶν ἀποδείκνυσιν, ἃς οἱ πολλοὶ τῶν τῷ οἴνῳ καὶ τοῖς πνευματώδεσι ποτοῖς κατεχρησαμένων τῇ ἡλικίᾳ προβεβηκότες πάσχουσι· μάτην γὰρ τότε τὴν βοήθειαν τῆς ἰατρικῆς ἐπικαλοῦνται. Ἀλλά γε πολλοὶ διαλείποντες ἀνώμαλοι πυρετοὶ, καὶ σπασμοὶ, καὶ μύρια τῶν ἐντέρων παθήματα, χρόνου βραχέος παρῳχηκότος, μόνῃ τῇ τῶν βρωμάτων καὶ πομάτων μεταβολῇ λύονται.

Ἐν τῷ κ′. καὶ ἐσχάτῳ κεφαλαίῳ, ὁ συγγραφεὺς δικαίως δεινοτάτην τῶν πολιτειῶν φθορὰν τοὺς ἀμαθεῖς καὶ ἡμισόφους ἀποκαλεῖ. Ἀναρίθμητα γὰρ, φησὶν, ἐστὶ τὰ δεινὰ, ἅπερ οἱ τὴν ἰατρικὴν μεταχειριζόμενοι ἀμαθεῖς ἀπεργάζονται· ἀντὶ τοῦ εἰς ὑγείαν τοὺς κάμνοντας ἐπαναγαγεῖν, καὶ τὸ μικρὸν τῆς δυνάμεως, ὡς ὁ μέγας φησὶ Βασίλειος, ἀφαιρούμενοι, καί γε τὰ κουφότατα παθήματα εἰς καλεπώτατα καὶ ἀνίατα μεταβάλλοντες· διὸ καὶ παντὶ καλῷ κἀγαθῷ καὶ φιλανθρώπῳ ἀνδρὶ τὴν ἰατρικὴν ἐπαγγελλομένῳ, ἀναγκαιότατόν ἐστι τῶν ἄλλων τῇ σπουδῇ τῇ περὶ τὴν παιδείαν διαφέρειν, προσεχῶς καὶ μετ' ἐπιμονῆς τὴν

ticulier. Personne n'ignore que les premiers étant mal préparés, ou administrés à contre-temps, rendent souvent incurables ou même mortelles des maladies légères en apparence; d'une autre part, l'usage habituel d'alimens et de boissons d'une qualité inférieure a la plus grande influence sur toute l'économie animale. Ils deviennent souvent un poison qui, à la longue, donne naissance à des embarras rebelles et même incurables des viscères du bas-ventre; comme le prouvent surtout les infirmités sans nombre dont sont attaqués à un certain âge les malheureux qui ont abusé du vin et des liqueurs spiritueuses. Ils implorent en vain alors les secours de l'art. Néanmoins, quantité de fièvres intermittentes irrégulières, de maladies convulsives, d'affections du canal intestinal et autres, se dissipent en peu de temps par le changement seul d'alimens et de boissons.

Dans le xx et dernier chapitre, l'auteur regarde avec raison les hommes dépourvus de connoissances et les demi-savans comme le fléau le plus redoutable de la société. Les maux, dit-il, que commettent les ignorans, qui pratiquent la médecine, sont incalculables. Loin de rendre la santé aux malades, il leur enlèvent le peu de force qui leur reste, comme l'observe Basile le grand, et ils changent des affections très-légères en maladies rebelles et incurables; en conséquence, tout homme honnête et ami de l'humanité qui se livre à l'art de guérir, doit nécessairement se distinguer des autres hommes par son amour pour l'étude; et sa persévérance à observer la marche de

φύσιν παρατηρεῖν, τὴν θεωρίαν δηλαδὴ τῇ πραγματείᾳ τῆς τέχνης ἑνῶσαι, παραφυλάττεσθαί τε μὴ ἑαυτὸν λαθὼν ὑπὸ τῶν ἀπατηλῶν πλασμάτων ἀπατηθῇ, καὶ μηδέποτε ἄνευ ἰσχυροτάτων ἐλέγχων τῆς ὁδοῦ, ἣν αὐτῷ οἱ πρεσβύτεροι ἔδειξαν, ἀφίςασθαι· ἀεὶ γὰρ οἱ νεωτερισμοὶ ἐπικίνδυνοι, καὶ τῷ νοσοῦντι σπανίως ὠφέλειάν τινα παρέχουσιν.

Οἱ μὲν πολλοί γε εἰκῇ προτείνουσι μόνην τὴν ἐμπειρίαν καὶ ἕξιν τῷ ἰατρῷ ἀρκεῖν· ἀλλ' οἱ μεγίςης εὐκλείας τυχόντες, καὶ περὶ τὸ τελεωτέραν ποιῆσαι τὴν ἰατρικὴν πολὺ συνενεγκόντες, τοὺς παλαιοτέρους ὑπερέβαλον μάλιςα τοῖς συγγράμμασι τῶν πάλαι σοφῶν καὶ τῶν νεωτέρων ἐμμελετῶντες. Παράδειγμα ἡμῖν ὁ Ἱπποκράτης γενέσθω· οὗτος ὁ ἱερὸς ἀνὴρ, ὃς τοσοῦτον τῇ τιμῇ προέχουσαν τὴν τέχνην ἀπέδειξεν, ἅπαντα τὰ πρὸ αὐτοῦ γεγραμμένα ἠκρίβωσε· καὶ μάλιςα αἰτίαν ἐπὶ τὸν ἰατρὸν ἐπήγαγεν εἴ τινα τῶν θεραπειῶν ἀγνοοῖ, ἃι κατὰ τῶν διαφόρων νοσημάτων προὐτέθησαν. Ἡ ἀνάγνωσις μέν τοι ἱκανωτάτη ἐςιν ἡμῖν πολυτίμους εἰδήσεις παρέχειν, ἃς μετὰ μακρᾶς καὶ ἐπιπόνου ἐμπειρίας περικλεεῖς ἄνδρες ἐκτήσαντο· αὕτη προσέτι τῶν πάλαι ἐγνωσμένων ἡμᾶς ἀκριβέςερον ἀναμιμνήσκει.

Οἱ τὸ ἐπίπονον τόδε ςάδιον τρέξαι ὁρμῶντες, σπουδαίως ἐξετάζουσιν ὁποτέρους τῶν συγγραφέων ὁδηγοὺς ἑλέσθαι αὐτοῖς προσήκει. Ὁ σοφὸς Γεωργιάδης, ὡς αὐτὸς ὁμολογεῖ, εἰς πολλὴν ἀπορίαν καθίςαται περὶ τῆς τῶν ἐνδοξοτάτων συγγραφέων αἱρέσεως· ἐκ γὰρ τῶν τοσούτων καὶ διαφόρων συςημάτων τῶν ἀπὸ τοῦ Ἱπποκράτους, ἄχρι τοῦ νῦν προβληθέντων, οὐδὲν τέλειον, οὐδὲ πάσης καταμέμψεως ἐκτὸς ὂν, αὐτῷ φαίνεται, ὥςτε ἱκανὸν

la nature, c'est-à-dire, réunir la théorie à la pratique, prendre garde de se laisser séduire par de trompeuses apparences, et d'abandonner sans de fortes raisons, la route qui lui a été tracée par les anciens; car les innovations sont toujours dangereuses, et rarement le malade en tire aucun avantage.

Le vulgaire objecte en vain que l'expérience et l'habitude seule suffisent aux médecins : les hommes les plus célèbres, et qui ont le plus contribué à perfectionner l'art de guérir, ont particulièrement surpassé ceux qui les ont précédés, en méditant les ouvrages des anciens et des modernes. Prenons Hippocrate pour modèle : cet homme divin qui a tant illustré la médecine, connoissoit parfaitement tout ce qui avoit été écrit avant lui. Il fait même un crime au médecin d'ignorer aucun des moyens curatifs qui ont été proposés contre les différentes maladies. La lecture seule peut nous procurer une foule de connoissances précieuses, qui sont le fruit d'une longue et pénible expérience, et elle nous met en outre à même de mieux fixer dans notre mémoire les choses que nous connoissons déjà.

Ceux qui se proposent de parcourir cette pénible carrière, s'empressent de s'informer des auteurs qu'ils doivent prendre pour guides. M. le docteur Georgiades avoue qu'il reste indécis sur le choix des écrivains qui ont été les plus vantés. Entre la multitude de systêmes, ou de corps de médecine, qui ont été proposés depuis Hippocrate jusqu'à nous, il n'en connoît aucun de parfait, aucun à l'abri de la critique et capable de

εἶναι ἐν τῇ ἰατρικῇ πραγματείᾳ ἡμᾶς καθηγεῖσθαι. Διὸ συμβουλεύει σπουδὴν ποιεῖσθαι περὶ τὰ κράτιστα, μηδὲ ἑνὶ μόνῳ τὸν νοῦν προσέχειν, ἐξ ἑκάστης τε αἱρέσεως, πᾶν ὅ τι ὠφέλιμον ἐν αὐτῇ, καθ' ὅσον ἂν οἷόν τε εἴη, ἐκλέγειν, καὶ μηδέποτε ἐκ ματαίων λόγων, καὶ ἐκ μόνου τοῦ ἀξιώματος, ἀλλ' ἐκ τῶν πραγμάτων, ἐξετάσεως ἀκριβεστέρας γενομένης, κρίνειν.

Καί τοι τὰ πολυάριθμα συστήματα, ἃ ἐξ ἀμοιβῆς εἰς ἑαυτὰ τὴν πάντων προσοχὴν ἐφείλκυσαν, πρὸς ἄλληλα πάνυ διαφόρως ἔχειν τῷ οἰκέως παρακύπτοντι φαίνεται, ἀλλ' εἴ τις προσεκτικῶς περὶ τούτων διασκέψαιτο, ὥστε ταῦτα πρὸς ἄλληλα ἀκριβῶς δυνηθῆναι συγκρῖναι, τὸ μὲν πρᾶγμα συνᾴδειν, τὰ δὲ καινὰ ὀνόματα, ἃ οἱ τῶνδε τῶν συστημάτων εἰσηγηταὶ ἐπέθεντο, μάλιστα ἀλλήλων ἀπᾴδειν εὑρήσει. Ἀμέλει ὁ Γαληνὸς ἐν τῷ περὶ τῶν κρισίμων ἡμερῶν βιβλίῳ τοὺς νεωτερίζοντας ἰατροὺς, τοὺς δύο τὰ πάντα τῶν νοσημάτων εἴδη κατὰ τὸν Βρούνωνα τιθεμένους οὐκ ἐπαινεῖ. Ἥ γε θεραπευτικὴ τοῦδε τοῦ συγγραφέως ὁδὸς, ἡ τοσοῦτον φενακίσασα τοὺς νέους διὰ τὴν αὐτῆς πεπλασμένην ἁπλότητα, ἐν τοῖς τοῦ Ἱπποκράτους συγγράμμασι σκιαγραφεῖσα εὑρίσκεται. Ἀλλ' ὅγε ἐπὶ τοιούτων λήρων τὴν τῆς διαίτης τῶν καμνόντων ἀρχὴν ὑποθέσθαι πολὺ ἀπέσχετο.

Ἐπεὶ δὲ περὶ τοῦ ἱεροῦ τούτου ἀνδρὸς λόγος ἐγένετο, ἐξέστω μοι, ὦ φιλίατροι, ὀλίγον τῆς ὑποθέσεως ἀποστάντι, τὴν αὐτοῦ δόξαν τὴν περὶ τῶν ἰατρῶν, τῶν δύο νόσων αἰτίας προτιθεμένων, φανερὰν ὑμῖν ποιῆσαι, καὶ προσέτι ἀποδεῖξαι ὅσον τῆς τέχνης τὸ ἀξίωμα ἠλαττώθη, ἐξ ὅτου τὴν ὑπ' αὐτοῦ θαυμαστῶς εὑρεθεῖσαν μέθοδον οἱ πλεῖστοι διέφθειραν. Οὗτος οὖν ἐν τῇ ἀρχῇ τοῦ βιβλίου τοῦ περὶ ἀρχαίης ἰητρικῆς, τούτοις ἤδη μέμφεται·

servir de guide dans la pratique. Il conseille en conséquence d'étudier les plus importans, sans s'attacher exclusivement à aucun, de choisir dans chaque secte, autant qu'il est possible, ce qu'elle renferme de plus utile, de ne jamais juger d'après de vaines paroles et l'autorité seule, mais d'après les effets et un mûr examen.

Quelles que soient les différences que présentent au premier abord les nombreux systêmes qui ont successivement fixé l'attention générale, on reconnoîtra en les méditant de manière à pouvoir les comparer entre eux, qu'ils diffèrent particulièrement par les dénominations nouvelles, introduites par les auteurs de ces systêmes. Galien, par exemple, dans son traité des jours critiques, blâme des médecins novateurs qui, à l'exemple de Brown, n'admettoient que deux classes de maladies. La méthode curative du même auteur qui a tant ébloui les jeunes gens par sa simplicité apparente, se trouve légèrement indiquée dans les ouvrages d'Hippocrate. Mais il s'est bien gardé de prendre de pareilles futilités pour base du régime convenable aux malades.

Permettez-moi, Messieurs, de quitter un instant mon objet, en parlant de cet homme extraordinaire, pour vous faire connoître sa manière de penser relativement à ceux qui n'admettoient que deux causes de maladie, et vous démontrer combien l'art a perdu de sa dignité depuis qu'on a généralement défiguré la méthode que ce grand médecin nous avoit tracée d'une manière admirable. Au commencement de son livre sur

« Ὁκόσοι φησὶν ἐπεχείρησαν περὶ ἰητρικῆς λέγειν, ἢ γράφειν, ὑπόθεσιν σφίσιν αὐτέοισιν ὑποθέμενοι, τῷ λόγῳ..... ἐς βραχὺ ἄγοντες, τὴν ἀρχὴν τῆς αἰτίης τοῖσιν ἀνθρώποισι τῶν νούσων τε καὶ τοῦ θανάτου, καὶ πᾶσι τὴν αὐτὴν ἓν ἢ δύο προθέμενοι· ἐν πολλοῖσι μὲν καὶ οἷσι λέγουσι καταφανέες εἰσὶν ἁμαρτάνοντες. » Τούτων ἐξελεγχθέντων, τὴν ἀληθῆ ἐν ἰατρικῇ μέθοδον Ἱπποκράτης ἐπιδείκνυσιν, οὕτω λέγων·

« Ἰητρικῇ δὲ πάντα πάλαι ὑπάρχει, καὶ ἀρχὴ καὶ ὁδὸς εὑρημένη, καθ' ἣν καὶ τὰ εὑρημένα πολλά τε καὶ καλῶς ἔχοντα εὕρηται, ἐν πολλῷ χρόνῳ, καὶ τὰ λοιπὰ εὑρηθήσεται, ἤν τις ἱκανός τε ὢν, καὶ τὰ εὑρημένα εἰδὼς, ἐκ τούτων ὁρμώμενος ζητέῃ· ὅςις δὲ ταῦτα ἀποβαλὼν καὶ ἀποδοκιμάσας πάντα, ἑτέρῃ ὁδῷ καὶ ἑτέρῳ σχήματι ἐπιχειρέει ζητέειν, καὶ φήσει τι εὑρηκέναι, ἐξηπάτηται, καὶ ἐξαπατᾶται· ἀδύνατον γάρ. »

Τήν γε τέχνην ἀδύνατον εἶναι τελειοτέραν ἡμᾶς ποιῆσαι, τούτοις τοῖς λόγοις ὁ παλαιὸς ἀνὴρ ἀποδείκνυσιν, εἰ τὴν πάλαι δηλονότι εὑρημένην ὁδὸν ἀποθέμενοι, κεναῖς ὑποθέσεσι δουλεύωμεν. Δεῖ γὰρ πρὸς τὸ ἀκριβῶς τὴν τῶν νόσων ἰδέαν διαγινώσκειν, μὴ

l'ancienne médecine, il se plaint de ceux qui « ayant entrepris de disserter ou d'écrire sur l'art de guérir, ont admis, prétendant abréger la science, que l'origine de toutes les maladies auxquelles l'homme est exposé, et de la mort même, dépendoit d'une ou de deux causes; mais il est évident, dit-il, qu'ils se trompent dans plusieurs des objets qu'ils avancent. » Après avoir démontré l'erreur de ces médecins, Hippocrate nous indique dans les termes suivans, la vraie méthode que nous devons suivre :

« Tous les principes de l'art de guérir et la marche que nous devons suivre sont anciennement connus. C'est à l'aide de ces principes qu'au bout d'un long espace de temps l'on a fait quantité de découvertes importantes, et l'on connaîtra ce qui reste à savoir, s'il se rencontre un homme doué d'un génie convenable, qui, parfaitement instruit de tout ce qu'on a découvert, parte de ce point pour faire de nouvelles tentatives. Mais quiconque, après avoir méprisé les connoissances des anciens et refusé d'en faire aucun usage, pour tenter une route et une méthode différentes, se vantera d'avoir fait quelque découverte, se trompera et trompera les autres : car cela est impossible. »

Le père de la médecine déclare ici qu'il est impossible de perfectionner l'art, si nous abandonnons la route anciennement tracée, pour nous livrer à de vaines hypothèses; car, pour parvenir à connaître exactement le

ψευδεῖς τούτων πλάττεσθαι αἰτίας, ἀλλὰ τοῖς κάμνουσιν αὐτοῖς διὰ πολλοῦ προσομιλήσαντας, τῷ ἁπλῷ τε τρόπῳ, ᾧ ἕκαστος διηγεῖται ὧν αἰσθάνεται ἡμᾶς ἐθίσαντας, περὶ τῶν παθημάτων, ὧν αὐτοὶ οὗτοι νοσοῦσι, πολλάκις αὐτοὺς ἐρωτᾷν, ἵνα τὰς τῶν διαφόρων συμπτωμάτων συμπλοκὰς δεόντως τῇ πείρᾳ γνῶμεν· οὐδεμία γὰρ νόσος ἁπλῆ ὑπάρχει.

Τά γε ὑπὸ τῶν νεωτέρων ἐν ταῖς ἐπιστήμαις ταῖς τῇ ἰατρικῇ συνεπομέναις εὑρημένα, λαμπρότατα δήπου καὶ πολλά ἐστιν· ἀλλὰ μὴν ὅστις οὐδενὶ δουλεύων μέρει, πάντα ταῦτα ἂν σκέψαιτο, καὶ πρὸς ἑαυτὸν διέλθοι, εἰλικρινεῖ ἀληθείᾳ βιασθεὶς ἂν ὁμολογήσειεν ὡς ἐν τοῖς πρὸς τὴν διάγνωσιν καὶ πρόγνωσιν καὶ τὴν εὔκαιρον χρῆσιν τῶν βοηθημάτων, τῶν τὴν ὑγείαν ἀπελθοῦσαν ἀνακαλέσασθαι συμφερόντων, πρὸς τῷ μηδεμίαν ἡμᾶς ἐπίδοσιν ποιῆσαι, καὶ τῶν πάλαι τυγχάνομεν ὄντες καταδεέστεροι.

Οὕτω Γαληνὸς ἐν τῷ πρὸς τοὺς περὶ τῶν τύπων γράψαντας βιϐλίῳ, κεφ. β'., φησίν· « ἐὰν μέν τις εὐθέως ἀπ' ἀρχῆς, καὶ μάλιστα ἐν τοῖς πυρετοῖς, οἷόστε ᾖ στοχασμῷ τεχνικῷ προγινώσκειν τὰς ἀρχὰς τῶν ἐσομένων παροξυσμῶν, μέγιστα τὸν κάμνοντα δι' ὅλου τοῦ νοσήματος ὠφελήσει· ἐὰν δ' εὐθὺς μὲν ἐξ ἀρχῆς ἀδυνατήσῃ, προϊόντος δὲ τοῦ χρόνου δυνηθῇ, κατὰ τὸν ὑπόλοιπον χρόνον ὀνήσει τὸν κάμνοντα· καὶ ὅσῳ γὰρ θᾶττον εἰς

caractère des maladies, il faut se garder de les rapporter à des causes imaginaires, suivre long-temps les malades, s'accoutumer à la manière simple dont chacun d'eux raconte ce qu'il ressent, et les questionner fréquemment sur les maladies dont ils sont affectés, afin d'acquérir par l'expérience une connoissance convenable de la complication des différens symptômes; car il n'existe aucune affection simple.

On ne peut nier que les modernes n'aient fait un grand nombre de découvertes brillantes dans les sciences accessoires à la médecine; néanmoins, quiconque, dégagé de tout esprit de parti, voudra parcourir et examiner de près toutes ces découvertes, convaincu par l'évidence même, sera forcé d'avouer, que, loin d'avoir fait aucun progrès, nous sommes bien au-dessous des anciens, dans ce qui concerne le diagnostique, le prognostic et l'administration convenable des moyens propres à rappeler la santé lorsque nous l'avons perdue.

Galien, par exemple, chapitre premier de son livre contre les médecins qui ont écrit sur les types, dit : « Tout médecin qui, d'après une expérience réfléchie, pourra parvenir à prédire dès le commencement des maladies, et sur-tout des fièvres, le moment du retour des paroxysmes, rendra les plus grands services à celui qu'il traite, pendant tout le cours de la maladie; s'il est indécis le premier jour, et que ses doutes se dissipent un des jours suivans, ce n'est qu'à compter de ce jour qu'il pourra être utile au malade :

πρόνοιαν ἀφίκηται τῆς τοῦ νοσήματος ἰδέας, τοσούτῳ πλέονα χρόνον ὠφελήσει τὸν νοσοῦντα. Πειρατέον μὲν οὖν εὐθὺς ἀπ' ἀρχῆς διαγινώσκειν ὁποῖός τίς ἐςιν ὁ πυρετός.... εἰ δέ τις ἀμφιβολία γενηθείη κατὰ τὴν πρώτην ἡμέραν, ἐν τῇ δευτέρᾳ διακριτέον αὐτήν· εἰ δὲ καὶ ταύτην γέ ποτε ἐκφύγοι, τῇ τρίτῃ γε πάντως γνωρισθήσεται· εἰ δ' ἄρα καὶ ταύτην γέ ποτε διεκφύγοι κατὰ τὸ σπάνιον, ἀλλ' ἐν τῇ τετάρτῃ ἐξ ἀνάγκης γνωρισθήσεται· εἰ δὲ μήδ' ἐν ταύτῃ τις ἤδη τὴν ἰδέαν τοῦ νοσήματος ἐγνώρισεν, ἀλλ' ἔτ' ἀπορεῖ, πολὺ μέρος οὗτος τῆς τέχνης ἀγνοεῖ. » Ἀμέλει ἡ τῶνδε τῶν ἀξιωμάτων ἀλήθεια οὐδοτιοῦν ἀμφιβολίᾳ συνέζευκται.

Οὔ γε ἄλλῳ τῳ τρόπῳ ἔξεςι τὴν τῶν πυρετῶν ἰδέαν καταμαθεῖν, καὶ τὰς τῶν ἐσομένων παροξυσμῶν ἀρχὰς προγινώσκειν, ἢ ἐν τῷ σπουδαίως ἐφιςάναι, ὡς ἔθος ἦν τοῖς πάλαι, τοῖς τύποις, ἢ τῇ τάξει τῆς ἐπιτάσεως καὶ ἀνέσεως τῇ ἐν πυρετοῖς γινομένῃ· διάφοροι γὰρ τύποι τὰς δυνάμεις τῆς φύσεως καταφανεῖς ποιοῦσιν· ἐπεὶ τὰ συμπτώματα, ἃ ἑκάςῳ ἕπεται, ἀεὶ ἀνάλογά ἐςι τῇ τοῦ παθήματος δεινότητι, ἢ τῇ τοῦ κακοπαθοῦντος σπλάγχνου ἀξιότητι. Ἀμέλει τύπος μὲν ἀμφημερινὸς συνίςαται μάλιςα ἐπὶ ςομάχῳ κακοπραγοῦντι, τριταῖος δὲ ἐπὶ ἐντέροις κακοπραγοῦσι, τεταρταίῳ δὲ συμπάρεςι σπληνὸς κακοπραγία· μάλα δὲ ἄτακτοι καὶ δυσλυτώτατοι τύποι κύςει καὶ προςάταις κακοπραγούσαις πάρεισι. Τὰ δὴ συμπτώματα τύποις ἑπόμενα ἀλλήλων διαφέρει κατὰ λόγον τοῦ κακοπαθοῦντος σπλάγχνου· ἀμφημερινῷ μὲν γὰρ παρέπονται φλεγματώδεις ἔμετοι, καὶ δίψος οὐκ ἐπιτεταμένον, καὶ βαρυσμὸς ὅλου τοῦ σώματος· τῷ δὲ τριταίῳ, πάντων τῶν τύπων εὐλυτωτέρῳ, παρέπονται δίψος

Car, plus il reconnoîtra promptement le genre de maladie, plus dureront de temps les services qu'il rendra au malade.... Il faut donc qu'il tâche de reconnoître dès le premier abord le genre de fièvre ; s'il a alors des doutes, ils doivent être dissipés le second jour ; s'il en reste le second, il doit parfaitement connoître la maladie le troisième ; si, par extraordinaire, cela n'étoit pas, il est impossible qu'il passe le quatrième dans l'incertitude, ou il ignore la partie la plus essentielle de son art. » On ne peut certainement élever de doutes sur la vérité de ces propositions.

Or on ne parviendra jamais à connoître le caractère des fièvres et à prédire le retour de chaque paroxysme, si l'on n'observe sérieusement, à l'exemple des anciens, les types ou l'ordre des redoublemens et des rémissions qui surviennent dans les fièvres. Les différens types nous feront connoître évidemment les forces de la nature ; car les symptômes qui accompagnent chaque type sont toujours analogues à la violence de la maladie, ou à l'importance du viscère qui est affecté. Par exemple, le type quotidien dépend principalement de l'affection de l'estomac, le tierçaire accompagne les affections des intestins, et le quartenaire celles de la rate ; lorsque la vessie et la prostate sont affectées, il en résulte une fièvre dont les types sont irréguliers et très-rebelles. Les symptômes qui accompagnent les types varient suivant la nature du viscère malade : le type quotidien est accompagné de vomissemens muqueux, d'une soif modérée, d'un sentiment de pesanteur de tout le corps ; le type tierçaire, qui est le moins rebelle de

ἐπιτεταμένου, ἔγκαυσις, δριμεῖς καὶ χωλώδεις ἔμετοι· τεταρταίῳ δὲ παρακολουθεῖ ῥίγη σύντονα, καὶ φλεγματώδεις ἔμετοι· ὅταν δὲ αἱ ἐπισημασίαι παρεκτείνωνται, καὶ μετὰ περιψύξεως καὶ ταῖς ἀκμαῖς μηδέ πω συντετελεσμέναις προσεδρεύωσι, τύπος γίνεται Ἡμιτριταῖος καλούμενος, ὅς γε καθόλου ἄγριός ἐςι καὶ κινδυνωδέςατος.

Ἐκ τούτων οὖν τῶν ἐπιτηρήσεων, καὶ μυρίων ἄλλων, ἃς ὁ χρόνος οὐκ ἐπιτρέπει ἐνταῦθα διεξελθεῖν, δῆλόν ἐςιν ὅτι ἐκ τῆς τῶν τύπων θεωρίας, τὴν ἰδίαν τῶν σπλάγχνων κακοπραγίαν ἔχομεν διαγνῶναι. Αὕτη δὴ τῆς τοῦ σφυγμοῦ θεωρίας οὐκ ἂν ἐλάττονα τῷ ἰατρῷ ὠφέλειαν περιποιήσασθαι ἱκανή ἐςι· μᾶλλον μὲν οὖν καὶ βεβαιοτέρα ὑπάρχει. Οὐκ οὖν ταύτην ἀσκεῖν τοῖς νεωςὶ προσιοῦσι τῇ τέχνῃ πολὺ μᾶλλον ἂν πρέποι, ἢ τὴν ἔμπληκτον σοφίαν τινῶν νεωτέρων διώκειν, οἳ ἀναιδῶς πάντων τῶν πρότερον καλῶς ἔχειν ὁμολογουμένων καταφρονοῦντες, καί τοι οὐ ταυτὰ δοξάζοντες ἀλλήλοις, τολμηρῶς μὲν ἡμῖν δᾳδουχῆσαι ἐπαγγέλλονται; τίνι δ' οὐχὶ δῆλοί εἰσι τὸ τῆς τέχνης ὠφελιμώτερον μέρος δεινῷ τῷ σκότει καλύψαντες, καὶ ταύτην παντελῶς διαφθείραντες; Τίς γὰρ οὐκ ἂν ὀῤῥωδήσειε καθ' ἑαυτὸν ἀνελίσσων τὰ ἄπειρα κακὰ, ἃ καθ' ἡμέραν ποιεῖ ἡ παροξύνουσα καλουμένη δίαιτα, ἐξ οὗ ἡ τοῦ παλαιοῦ ἀνδρὸς ὑγρὰ καὶ ἀναψυκτικὴ ἀποβέβληται; ἀλλὰ δὴ πολύ τι πλῆθος τῶν νέων φιλιάτρων, τῇ ἐπιςήμῃ προεχόντων, ὁσημέραι ὁρῶμεν, οἳ πρώην ἐκ τοῦ διδασκαλείου ἐξελθόντες, καὶ τῇ τῶν καμνόντων ὁμιλίᾳ ὄντως πεφωτισμένοι, τὴν φλυαρίαν τῶν

tous, est accompagné d'une grande soif, d'une forte chaleur, de vomissemens acres et bilieux. Le tierçaire est caractérisé par de longs frissons et des vomissemens muqueux. Lorsque les redoublemens se prolongent et sont accompagés d'une sensation de froid avant de parvenir à leur plus haut degré, le type qui en résulte, s'appelle Hemitrité : il est le plus terrible et le plus pernicieux de tous.

Il est évident, d'après ces observations, et une foule d'autres, que le temps ne permet pas de rapporter ici, que l'on peut juger de l'état de chaque viscère, d'après la considération des types ; et qu'elle n'est pas moins utile au médecin que l'examen même du pouls ; elle est même plus sûre. En conséquence ne seroit-il pas beaucoup plus convenable que les jeunes médecins s'occupassent de cet objet que de s'attacher à la folle doctrine de quelques modernes, qui rejettent avec fierté tout ce que nos pères ont généralement reconnu avantageux, et qui, quoique divisés entre eux, prétendent hardiment nous servir de guides ? N'est-il pas même évident qu'ils ont couvert de ténèbres pernicieuses la partie la plus essentielle de l'art, et qu'ils l'ont entièrement perdu ? Car qui peut, sans frémir, songer aux maux incalculables que cause tous les jours le régime stimulant, depuis qu'on a rejeté le régime aqueux et rafraîchissant recommandé par le père de la médecine. Nous voyons même tous les jours quantité de jeunes médecins fort instruits, qui, peu de temps après avoir quitté leurs maîtres, ayant acquis de véritables lumières, en suivant les malades, reconnoissent bientôt la frivolité des

φυκωθεισῶν ὑποθέσεων, ἃς ἐθαύμαζον, ἐν βραχεῖ χρόνῳ ἐγνωκότες, τὸ τελευταῖον ἐν γέλωτι αὐτὰς τίθενται.

Τοιγαροῦν τὰς τῶν νεωτέρων ὑποθέσεις, μάλιϛα τὰς περὶ τῆς τῶν καμνόντων διαίτης, αἳ πολλὴν διαφωνίαν πρὸς τὰ τῶν πάλαι ἰατρῶν παραγγέλματα ἔχουσιν, ἀπερισκέπτως ἀποδέχεσθαι ἡμῖν φυλακτέον· καὶ γὰρ αἱ τούτων δόξαι, κἂν τοῖς ἔτι τὴν γνώμην ἀμβλυώττουσιν εὐθὺς φλαῦραι φάνοιντο, αἱ δεϛέαι εἰσὶ τὰ μάλιϛα, ἅτε δὴ ἐκ πολλοῦ χρόνου τῇ ἐμπειρίᾳ εἰσαχθεῖσαι· καὶ γὰρ οὗτοι οὐδέποτε τοῖς ἐμετικοῖς, καθαρτικοῖς, καὶ τῇ φλεβοτομίᾳ, ἄλλοις τε ἐνεργητικοῖς βοηθήμασιν ἐχρῶντο, ἢ πρότερον προσεκτικῶς ἐπισκεψάμενοι ὅπου ἂν μάλιϛα ῥέποι ἡ φύσις, ἀεί τε ταύτην μιμεῖσθαι ἔσπευδον. Οἱ οὖν τοὺς παλαιοὺς ἐξελέγχοντες, ἐναργῶς ἡμῖν ἀποδεικνύουσι τὰ τῆς τέχνης ἀπόρρητα μηδὲ τοὐλάχιϛον μέρος ἐπίϛασθαι, οὐ γὰρ ἂν, ὡς φησὶ Γαληνὸς, ἐτόλμησαν τοῖς ἀληθέσιν ἀντειπεῖν, εἴπερ ἔμαθον αὐτήν.

Νύκτωρ οὖν καὶ μεθ' ἡμέραν, ὦ φιλίατροι, καὶ μεγάλῃ τῇ περὶ τὴν τέχνην σπουδῇ διαφέροντες, τοῖς τῶν πάλαι ἐμμένετε συγγράμμασι, πεφυλαγμένως τε ἔχετε πρὸς τὸ τὸν βίον, ὡς πολὺ τοῦτο νυνί ἐϛιν, ἐν τῇ ματαίᾳ τῶν ὀνομάτων ἔριδι κατατρίβειν, ἀμελήσαντες τῶν πραγμάτων· καὶ γὰρ οὐδεμία γε ἁμαρτία ἀδοξοτέραν τὴν τέχνην ποιεῖ, ὡς ἤδη ὁ πάσης τῆς παιδείας τὸ ἀκρότατον ἐλλαχκὼς Γαληνὸς ἐν μυρίοις τῶν αὐτοῦ συγγραμμάτων τόποις σαφέϛατα ἀπέδειξεν· αὐτὸς εἰκότως ἀγανακτεῖ κατ' ἐνίων νεωτεριζόντων ἰατρῶν, οἳ παντάπασι ἐφυσῶντο ἐξ

hypothèses qui les avoient séduits par leur brillant ; et ils finissent même par les tourner en ridicule.

En conséquence, gardons-nous bien d'adopter, sans y avoir mûrement réfléchi , les hypothèses des modernes, sur-tout relatives au régime des malades, toutes les fois qu'elles seront opposées à la doctrine des anciens; car, quelque méprisables que les maximes de ces derniers paroissent au premier abord, à ceux dont l'esprit est encore plongé dans les ténèbres, on doit leur porter le plus grand respect, parce qu'elles sont le résultat d'une longue expérience. En effet, jamais ils n'ont eu recours aux vomitifs, aux purgatifs, à la saignée et aux autres moyens actifs de guérison, qu'après avoir sérieusement examiné quelle étoit l'indication de la nature, et ils se sont toujours empressés de l'imiter. Ceux donc qui blâment les anciens nous donnent la preuve qu'ils ne se doutent pas des moyens connus des hommes de l'art seuls ; car si, comme le dit Galien, ils en étoient instruits, ils n'oseroient pas attaquer des vérités reconnues.

O vous, qui vous êtes rendus recommandables par votre zèle pour la médecine, méditez jour et nuit les écrits des anciens, gardez-vous bien de négliger les faits et de passer votre vie à des disputes de mots, ce qui n'est que trop commun aujourd'hui. Car aucune erreur n'avilit davantage l'art, comme Galien, qui excelloit dans tous les genres de connoissances, l'a déjà démontré dans quantité d'endroits de ses ouvrages. C'est avec raison qu'il témoigne la plus vive indignation contre certains médecins novateurs, qui étaient tout

ὧν ἀλόγως ἐφλυάρουν, καὶ δόξαν ἀπεφέροντο παρὰ τοῖς ἀσυνέτοις, ὡς ἐπιμελεῖς τε καὶ περιττοί, καί τι σοφώτερον ἐπιςάμενο τῶν μόνα τὰ χρήσιμα γεγραφότων. Ὅσον δὴ αὐτοὶ ἐν τῷ γινώσκειν τοὺς τῶν πυρετῶν τύπους ἥμαρτον, φανερώτατον ὁ αὐτὸς μάλιςα ποιεῖ ἐν τῷ βιϐλίῳ τῷ πρὸς τοὺς περὶ τύπων γράψαντας, κεφ. ά., ὡς ἐκ τῶν αὐτοῦ λόγων κρῖναι ῥᾴδιον ἔςαι (1).

---

(1) Τοῖς μὲν παλαιοῖς ἰατροῖς ἀπόχρη μόνον τοῦτο εἰποῦσιν, ὡς κατὰ περίοδον ἐνίοις τῶν νοσημάτων οἱ παροξυσμοὶ γίνονται, μηκέτι προςιθεμένοις, τί σημαίνει τοὔνομα ἡ Περίοδος· ἠπίςαντο γὰρ Ἕλλησιν ἀνθρώποις γράφοντες τὰ βιϐλία, σαφῶς εἰδόσιν, ὡς ἐπειδὰν δι' ἴσον χρόνον γίνεταί τι ταὐτὸν τῷ εἴδει, τὸν χρόνον τοῦτον ἅπαντες Ἕλληνες ὀνομάζουσι περίοδον. Οὕτω γοῦν Ὀλυμπιακάς τέ τινας καὶ πυθιακὰς ἐκάλουν περιόδους· οἱ νεώτεροι δὲ πρῶτον μὲν ἐπεισήγαγον ταῖς περιόδοις τὴν τοῦ τύπου προσηγορίαν. Εἶθ' οἱ μὲν ταὐτὸν ἡγοῦντο σημαίνεσθαι πρὸς τῆς περίοδος φωνῆς, καὶ τάξις καὶ τύπος· οἱ δὲ οὐ ταὐτόν· ὁρίσαι δὲ πάντα ταῦτα ἐπιχειροῦσιν ἄλλοι ἄλλως, οὐ μόνον κατασκευάζοντες τοὺς ἰδίους ὅρους, ἀλλὰ καὶ τοῖς τῶν ἄλλων ἀντιλέγοντες. Ὅσοι μὲν οὖν ἄχρι τῆς περὶ τοὺς ὅρους φιλοτιμίας προεληλύθασι συγχωροῦντες, ἐκ τῶν τριῶν ὀνομάτων ἕν τι σημαίνεσθαι, τύπου, καὶ περιόδου, καὶ τάξεως, ἐλάττονα φλυαροῦσιν· ὅσοι δὲ περίοδον μὲν ὀνομάζουσι τὸν χρόνον, δι' ὃν τι ταὐτὸν γίγνεται, τύπον δὲ, οὐχ ἁπλῶς ἅπαντα τὸν τοιοῦτον χρόνον, ἀλλ' ὅταν ὁλοκλήροις ἡμέραις τε καὶ νυξὶ περιγράφηται, μακρὰς οὗτοι καὶ ἀχρήςους φλυαρίας καταβάλλονται, καὶ διὰ τοῦθ' αὐτῶν τε καὶ τῶν μαθητῶν κατατρίψαντες τὸν χρόνον, ὅταν ἐπὶ τοὺς κάμνοντας ἀφίκωνται, χείρους εἰσὶν ἰδιώτου παντός· ἰδιώτης μὲν γὰρ νοῦν ἔχων, ἐπειδὰν θεάσηταί τινα καθ' ἑκάςην ἡμέραν παροξυνόμενον, ἐάν θ' ὑςερῇ σμικρὸν ὁ παροξυσμὸς, ἐάν τε προλαμϐάνῃ, φαντασίαν τινὰ ἔχει περιόδου τῆς καλουμένης ἀμφημερινῆς· εἰ δέ τις φιλόπονος εἴη καὶ φιλίατρος, ἔννοιά τις αὐτὸν εἰσέρχεται δυοῖν τριταίοιν, ἢ τριῶν τεταρταίων, καὶ τοῦτο

....	12	1	1	0	0	11
....	13	0	5	0	0	8
....	112	52	48	22	2	40
				24		
re part............	182	279	95	45		42
LES..............	294	331	143	69		82

des qui sont entrés est : : 1 : $\frac{294}{69}$ ou bien : : 1 : 4 $\frac{1}{4}$.

quée d'hydrothorax, et une autre de fièvre lente-nerveuse.
jour après son arrivée.
e.

Dieu.

N° 1.

HOTEL-DIEU.

TABLEAU des Maladies traitées dans la Salle St Charles, par M. Bosquillon *** pendant les mois de Juillet, Août et Septembre 1809, rédigé d'après la classification de Cullen.

MALADIES AIGUËS.

Nom des maladies.	Nombre des Malades.	Saignées jugulaires ou saphènes.	Sorties.	Morts : Dans le traitem.	Morts : En arrivant.	Malades encore à l'Hôpital.
Fièvres... Inflammatoire	48	73	32	3 (1)	0	13
Fièvres... Lente-nerveuse ou maligne	21	20	2	13 (2)	3	3
Fièvres... Intermittentes... Quotidienne	3	0	2	0	0	1
Fièvres... Intermittentes... Tierce	6	4	4	0	0	2
Asthénie sénile	7	0	0	5	0	2
Péripneumonie	30	64	20	4 (3)	3	3
Pleurésie	7	7	4	1	1	1
Péritonite	3	8	0	3 (4)	0	0
Gastrite produite par l'acide nitrique	1	0	0	1	0	0
Petite vérole	1	0	1	0	0	0
Rougeole	2	3	2	0	0	0
Rhumatisme	28	59	19	1 (5)	0	8
Erysipèle à la face	1	3	1	0	0	0
Dyssenterie	1	3	0	0	0	1
Hémoptysie	1	2	1	0	0	0
Engorgement inflamatoire des testicules	1	0	1	0	0	0
Apoplexies... sanguine	6	19	1	4	0	1
Apoplexies... séreuse	1	0	0	0	1	0
Apoplexies... suite de fracture du crâne	1	2	0	1	0	0
Paralysies... de la vessie	1	0	0	1	0	0
Paralysies... amaurose	1	3	0	0	0	1
Paralysies... générale	6	5	2	0	0	4
Asthme	2	3	2	0	0	0
Coliques nerveuses	3	1	1	0	0	2
Sommes	182	279	95	37	8	42
				45		

Les 69 Morts sont survenues à la suite de Maladies...
- Incurables . . . 44
- Trop avancées pour être traitées . . 6
- Traitées sans succès . . . 19
- 69

Le rapport de ces derniers aux Malades traités est comme 1 : 15 ½

MALADIES CHRONIQUES.

Nom des maladies	Nombre des Malades.	Saignées jugulaires ou saphènes.	Sorties.	Morts : Dans le traitem.	Morts : En arrivant.	Malades encore à l'Hôpital.
Démence	4	4	3	0	0	1
Epilepsie	3	7	2	0	0	1
Ulcère dartreux	1	0	1	0	0	0
Gale non traitée	1	1	1	0	0	0
Siphilis	1	2	0	0	0	1
Scorbut	2	1	1	0	0	1
Scrophules	3	3	2	1	0	0
Phthisie pulmonaire	20	0	8	8	1	3
Cancer au pylore	3	1	2	1	0	0
Anévrisme du cœur et de l'aorte	4	5	1	1	0	2
Gibbosité	1	1	0	0	0	1
Rhumatisme chronique	11	12	6	1	0	4
Catarrhe pulmonaire chronique	13	8	7	3	1	2
Catarrhe de la vessie	1	0	0	1	0	0
Tympanite	2	0	1	1	0	0
Hydropisie Ascite	4	0	2	2	0	0
Hydrothorax	1	0	0	1	0	0
Leucophlegmatie	5	3	1	2	0	2
Suites de chûtes	7	3	4	0	0	3
Infirmités incurables	12	1	1	0	0	11
Convalescences ou Fatigues	13	0	5	0	0	8
Sommes	112	52	48	22	2	40
				24		
Rapporté de l'autre part	182	279	95	45		42
Sommes totales	294	331	143	69		82

Le rapport des Morts aux Malades qui sont entrés est : : 1 : $\frac{294}{69}$ ou bien : : 1 : 4 ¼.

(1) Une de ces fièvres avait dégénéré en lente-nerveuse, une autre s'est terminée par un dévoiement colliquatif, et la troisième par la gangrène de la membrane muqueuse intestinale.

(2) De 13 Malades qui ont succombé pendant le traitement, 4 sont morts avant le cinquième jour de leur entrée, un était scorbutique depuis long-temps, et un autre a offert, à l'ouverture du cadavre, un épanchement considérable de sérosité dans les ventricules du cerveau.

(3) Une de ces Maladies s'est compliquée d'hydrothorax, et une autre de fièvre lente-nerveuse.

(4) Un de ces Malades n'a vécu qu'un jour après son arrivée.

(5) Mort le quatrième jour de l'entrée.

Fait d'après le relevé de M. Tisserand, élève externe de l'Hôtel-Dieu.

...	3	2	0	0	1	0
ou Cancer au pylor	0	1	2	0	0	2
hlegmatie ou Hydro	0	20	1	4	3	4
....	0	2	0	0	0	1
n organique du cc	0	0	0	0	0	0
e................	0	5	6	0	0	2
té avec Paralysie de	0	0	0	0	0	0
eurs..............	0	2	3	1	0	0
ons à la poitrine....	2	15	1	3	1	0
s légères ou Courba	1	25	0	20	2	0
Totaux....	29	111	22	28	17	30
porté des Maladies	63	446	25	108	24	44
mes totales......		557	47	136	41	74

port des Morts aux M

Morts sont surven... être traitées. 43

t de ces derniers aux malad 24

. . . . 74

succombé le jour de sor

(le troisième jour après ... é ... vait une Maladie de vessie depuis plus

alade est mort d'une infl

N° 2.

HOTEL-DIEU.

TABLEAU des Maladies traitées, dans la Salle St Charles, depuis le 17 Septembre 1810, jusqu'au 31 Décembre suivant, par M. Bosquillon, Docteur-Régent de l'ancienne faculté de Médecine de Paris, etc., rédigé d'après la classification de Cullen.

Nota. 1° L'âge moyen de chaque malade a été déterminé en faisant une somme de l'âge de tous les malades atteints de la même maladie, et en la divisant ensuite par le nombre de ces malades. Le séjour moyen a été calculé de la même manière. 2° Nous avons compris au nombre des saignées, les saphènes et les jugulaires, et au nombre des médecines, les émétiques et les évacuans actifs. 3° Le chiffre de la colonne des sangsues indique le nombre de fois qu'elles ont été appliquées.

MALADIES AIGUES.

Noms des maladies.	Nombre des malades.	Age total.	Séjour total.	Age moyen.	Séjour moyen.	Traitement. Saignées.	Sangsues.	Médecines.	Vésicatoires.	Terminaison. guéris.	non guéris.	morts.
				Ans.	Jours.							
Fièvres. Inflammatoire	45	1506	974	33 $\frac{1}{2}$	21 $\frac{5}{8}$	60	3	147	2	41	2	2 (1)
Fièvres. Lente-nerveuse ou maligne	21	881	391	41	35	10	1	27	3	4	0	17 (2)
Fièvres. Intermitt. Quotidienne	2	75	70	37 $\frac{1}{2}$	35 $\frac{2}{3}$	5	0	2	0	2	0	0
Fièvres. Intermitt. Tierce	3	119	119	40	39 $\frac{2}{3}$	0	0	3	0	3	0	0
Fièvres. Intermitt. Quarte	3	159	83	52	27 $\frac{2}{3}$	3	0	5	0	2	1	0
Pleurésie	5	251	105	50 $\frac{1}{5}$	21	20	0	9	2	1	0	4 (3)
Angine	1	—	—	20	10	3	0	3	0	1	0	0
Péripneumonie	24	1067	508	44 $\frac{1}{2}$	21 $\frac{1}{6}$	65	12	49	3	12	2	10 (4)
Rhumatisme	27	921	771	34 $\frac{1}{3}$	28 $\frac{15}{27}$	62	27	84	0	22	4	1 (5)
Petite Vérole	6	109	137	18 $\frac{1}{12}$	22 $\frac{5}{6}$	12	1	21	0	5	0	1 (6)
Scarlatine	1	—	—	20	10	3	0	4	0	1	0	0
Erysipèle à la face	6	202	151	33 $\frac{2}{3}$	25 $\frac{1}{6}$	8	1	13	0	5	0	1
Epistaxis	1	—	—	69	19	2	0	3	0	1	0	0
Hémoptysie	2	84	124	42	62	7	3	4	0	1	1	0
Hématémèse	1	—	—	40	2	1	0	1	0	1	0	0
Rougeole	1	25	27	23 $\frac{1}{2}$	27	2	1	3	1	1	0	0
Dyssenterie	3	87	46	29	15 $\frac{1}{3}$	1	0	12	0	3	0	0
Apoplexie	8	412	69	51 $\frac{1}{2}$	8 $\frac{5}{8}$	13	1	8	1	2	0	6
Paralysie	10	417	180	25 $\frac{1}{7}$	63 $\frac{3}{7}$	21	12	26	8	0	8	2
Manie et Hypochondrie	6	218	296	36 $\frac{1}{3}$	63 $\frac{1}{3}$	38	1	22	3	0	6	0
Totaux	176					334	63	446	25	108	24	44

(1) Une compliquée avec une fièvre lente-nerveuse, et l'autre terminée par un dévoiement colliquatif.

(2) Trois ont succombé avant le quatrième jour de leur réception à l'Hôpital, quatre ont été emportés par un dévoiement colliquatif.

(3) Un de ces Malades n'a resté que deux jours à l'Hôpital.

MALADIES CHRONIQUES.

Noms des maladies.	Nombre des malades.	Age total.	Séjour total.	Age moyen.	Séjour moyen.	Traitement. Saignées.	Sangsues.	Médecines.	Vésicatoires.	Terminaison. guéris.	non guéris.	morts.
				Ans.	Jours.							
Epilepsie	3	76	69	25 $\frac{1}{3}$	23	9	12	6	1	0	3	0
Asthme convulsif	3	143	36	47 $\frac{2}{3}$	12	1	1	4	2	0	2	1
Abcès au cerveau	1	—	—	15	12	5	1	4	1	0	0	1
Phthisie polmonaire	19	645	649	33 $\frac{8}{9}$	34	5	1	5	10	0	5	14
Engorgement du foie avec Hydropisie	5	205	105	41	21	1	8	0	5	0	0	5
Engorgement de la rate	1	—	—	20	14	1	3	2	0	0	1	0
Squirre ou Cancer au pylore	2	126	21	63	11 $\frac{1}{2}$	0	0	1	2	0	0	2
Leucophlegmatie ou Hydropisie	11	532	459	48 $\frac{4}{11}$	41 $\frac{8}{11}$	1	0	20	1	4	3	4
Scorbut	1	—	—	48	30	1	0	2	0	0	0	1
Affection organique du cœur, et de l'aorte	—	—	—	—	—	0	0	0	0	0	0	0
	2	101	105	50 $\frac{1}{2}$	52 $\frac{1}{2}$	0	0	3	6	0	0	2
Gibbosité avec Paralysie des membres inférieurs	—	—	—	—	—	0	0	0	0	0	0	0
	1	—	—	20	60	0	0	2	3	1	0	0
Contusions à la poitrine	4	179	144	44 $\frac{3}{4}$	36	12	2	15	1	3	1	0
Douleurs légères ou Courbature	22	982	472	44 $\frac{7}{11}$	21 $\frac{5}{11}$	12	1	25	0	20	2	0
Totaux	75					48	29	111	22	28	17	30
Rapporté des Maladies aigües	176					334	63	446	25	108	24	44
Sommes totales	251					474		557	47	136	41	74

Le rapport des Morts aux Malades entrés est : : 1 : $\frac{251}{74}$ ou bien : : 1 : 5 $\frac{19}{74}$.

Les 74 Morts sont survenues à la suite de Maladies { Trop avancées pour être traitées . . . 9 ; Incurables . . . 41 ; Traitées sans succès . . . 24 ; Total . . . 74

Le rapport de ces derniers aux malades traités est comme 1 : 10 $\frac{1}{2}$

(4) Un a succombé le jour de son entrée et deux autres le troisième jour.

(5) Mort le troisième jour après avoir été apporté à l'Hôtel-Dieu d'une hématurie; il avait une Maladie de vessie depuis plus de 20 ans.

(6) Le Malade est mort d'une inflammation de tout le poumon droit.

N° [illegible]L - D

[illegible]. Chare l'ancienne Faculté de [illegible]3o sept[illegible]ion de CULLEN.

[illegible]teints de la n[illegible] séjour moyen a été calculé de la même [illegible], les émétiqu[illegible] ombre de fois qu'elles ont été appliquées.

[illegible]ON. Morts.		Séjour moyen	Traitement. Saignées.	Sangsues.	Médecines.	Vésicatoires.	Terminaison. Sortis guéris.	Sortis non guéris.	Morts.
3 (1)	Mani[illegible]		35	0	31	0	2	6	0
0 (2)	Épile[illegible]		7	0	5	0	0	1	(13) 1
2 (4)	Asthm[illegible]	[illegible]	8	3	15	5	0	4	(14) 2
0	Trem[illegible]		2	0	5	0	0	1	0
0	Doul[illegible]	[illegible]	3	[illegible]		[illegible]			
0	Rhu[illegible]								

N° 3.

HOTEL-DIEU.

TABLEAU des Maladies traitées sur des Hommes dans la Salle St. Charles, par M. Bosquillon, Docteur-Régent de l'ancienne Faculté de Médecine de Paris, etc., depuis le 1er avril 1811 jusqu'au 30 septembre suivant, rédigé d'après la classification de Cullen.

Nota. 1° L'âge moyen de chaque malade a été déterminé en faisant une somme de l'âge de tous les malades atteints de la même maladie, et en la divisant ensuite par le nombre de ces malades. Le séjour moyen a été calculé de la même manière. 2° Nous avons compris au nombre des saignées, les saphènes et les jugulaires, et au nombre des médecines, les émétiques et les évacuans actifs. 3° Le chiffre de la colonne des sangsues indique le nombre de fois qu'elles ont été appliquées.

MALADIES AIGUES.

Nom des maladies.	Nombre des malades.	Age total.	Séjour total.	Age moyen de chaque malad.	Séjour moyen de chaque malad.	Traitement. Saignées.	Sangsues.	Médecines.	Vésicatoires.	Terminaison. Sortis guéris.	Sortis non guéris.	Morts.
		Ans.	Jours.	Ans.	Jours.							
Fièvres. Inflammatoire	63	2206	908	35	16	63	4	180	5	57	3	3 (1)
Fièvres. Lente-nerveuse ou maligne	13	671	356	51 [illegible]	27 [illegible]	6	0	21	12	3	0	10 (2)
Fièvres. Rémittente-tierce	4	205	57	51 ¼	14 ¼	1	0	7	0	2 (3)	0	2 (4)
Fièvres. Intermittentes. Tierce	8	195	115	24 ⅜	14 ½	5	0	16	0	8 (5)	0	0
Fièvres. Intermittentes. Double-tierce	5	150	50	30	10	4	0	16	0	5 (6)	0	0
Fièvres. Intermittentes. Quarte	1	—	—	27	7	1	0	2	0	1 (7)	0	0
Ophthalmie aiguë	1	—	—	33	8	0	0	1	0	1	0	0
Angine tonsillaire	2	53	22	26 ½	11	2	0	6	1	2	0	0
Péripneumonie	20	845	481	42 ¼	24 1/20	26	5	28	5	16	0	4 (8)
Pleurésie	2	58	31	29	15 ½	7	0	9	0	2	0	0
Péritonite	3	72	41	24	14	0	3	6	1	1	0	2 (9)
Phrénésie	1	—	—	33	10	2	0	2	0	1	0	0
Rhumatisme aigu	32	1107	685	34 [illegible]	21 [illegible]	53	44	93	9	29	1	2 (10)
Pemphigus	1	—	—	17	26	2	0	3	0	1	0	0
Dyssenterie	4	217	110	54 ¼	27 ½	2	0	11	0	4	0	0
Hémorroïdes	1	—	—	46	5	1	0	0	0	1	0	0
Coliques. Nerveuse	1	—	—	50	10	1	2	2	0	1	0	0
Coliques. Néphrétique	2	89	50	44 ½	25	2	0	1	0	1	0	1 (11)
Etourdissement	4	254	134	63 ½	33 ½	9	0	14	0	4	0	0
Apoplexie	11	734	267	66 [illegible]	24 [illegible]	26	0	37	6	3	0	8 (12)
Paralysie	13	702	1074	54	82 [illegible]	32	12	49	4	1	5	7
Asphyxie par les gaz d'une fosse d'aisance	1	—	—	23	3	1	0	0	0	1	0	0
Contusions	10	453	147	45 [illegible]	14 [illegible]	14	5	21	0	10	0	0
Entorse au pied	1	—	—	46	19	0	0	0	0	1	0	0
Malades apportés mourans et non traités	16	829	18	51 ¾	1 ⅛	2	0	3	0	0	0	16
Plaie à une jambe	1	—	—	53	31	0	0	0	0	1	0	0
Totaux	221					262	75	527	43	155	9	55
						337						

(1) Deux de ces fièvres ont dégénéré en fièvres lentes-nerveuses, et l'autre a été suivie d'un dévoiement colliquatif.
(2) Un de ces malades est mort apoplectique, deux ont succombé le troisième jour de leur entrée, un autre a été emporté par un dévoiement rebelle.
(3) Un a été guéri sans quinquina.
(4) Ces deux malades ont eu des symptômes nerveux graves, l'un d'eux n'a vécu que trois jours à l'hôpital.
(5) Quatre ont été guéris par la saignée et les évacuans, et quatre ont pris une once de quinquina tous les deux jours pendant six jours.
(6) Deux ont été guéris par un émétique et la saignée, les autres ont pris du quinquina.
(7) Guéri sans quinquina et sans fébrifuge.
(8) Trois de ces malades ont succombé avant la fin du troisième jour de leur entrée, le quatrième a offert des symptômes de fièvre lente-nerveuse.
(9) Une de ces malades a été funeste le second jour.
(10) Un de ces rhumatismes s'est compliqué avec une hématurie mortelle.
(11) [illegible]
(12) [illegible]

MALADIES CHRONIQUES.

Nom des Maladies.	Nombre des malades.	Age total.	Séjour total.	Age moyen de chaque malad.	Séjour moyen de chaque malad.	Traitement. Saignées.	Sangsues.	Médecines.	Vésicatoires.	Terminaison. Sortis guéris.	Sortis non guéris.	Morts.
		Ans.	Jours.	Ans.	Jours.							
Manie et Hypocondrie avec ou sans fièvre	8	400	184	50	23	35	0	31	0	2	6	0
Épilepsie	2	80	36	40	18	7	0	5	0	0	1	(13) 1
Asthme convulsif	6	323	169	54	28 ⅙	8	3	15	5	0	4	(14) 2
Tremblement général très-ancien	1	—	—	56	30	2	0	5	0	0	1	0
Douleur sciatique	5	171	107	34 ⅕	21 ⅖	3	7	11	3	1	4	0
Rhumatisme chronique	7	249	228	35 ⅗	32 ⅘	8	11	28	0	7	0	0
Abcès froid à la cuisse	1	—	—	25	52	1	0	2	0	0	1	0
Phthisie pulmonaire	41	1633	1766	40	43	12	2	32	11	0	13	28
Squirres. au pylore	1	—	—	46	30	0	0	0	0	0	0	1
Squirres. au foie	5	315	77	63	15 ⅖	2	0	9	2	0	0	5
Squirres. au mésentère à la suite du sarcocèle	6	263	67	44	11	0	1	3	0	0	0	6
Hydropisie ascite	7	335	173	48	24 ⅘	0	0	14	0	0	4	3
Hydrothorax	3	169	80	56 ⅓	27	3	2	10	4	0	0	3
Anasarque	7	382	219	55	31 ⅓	1	0	23	2	2	3	2
Dévoiement	6	274	49	45 ⅔	8 ⅙	0	1	8	0	6	0	0
Diabétès	1	—	—	31	18	1	1	2	0	0	0	1
Scorbut	2	93	31	46 ½	15 ½	7	0	9	0	1	0	1
Anévrismes du cœur et des gros vaisseaux	5	255	294	51	58 ⅘	3	5	24	3	0	0	5
Tumeur blanche	1	—	—	33	170	0	0	2	1	0	1	0
Gibbosité ou déviation de la colonne vertébrale	4	136	136	34	34	7	18	11	3	0	4	0
Carie de l'os innominé gauche	1	—	—	69	24	1	1	2	0	0	0	1
Fracture de côtes	1	—	—	22	7	1	0	1	0	1	0	0
Asthénie sénile	6	426	96	71	16	0	1	4	0	0	0	6
Convalescence de maladies traitées ailleurs	20	887	409	44 [illegible]	20 ½	2	1	15	0	20	0	0
Fatigue ou courbature	20	841	258	42	12 [illegible]	7	2	7	0	20	0	0
Totaux	167					111	56	273	34	60	42	65
Rapporté de l'autre part	221					262	75	527	43	155	9	55
Sommes générales	388					373	131	790	77	215	51	120
						504						

Le rapport des morts aux malades qui sont entrés est : : 1 : 388/120 ou bien : : 1 : 3 ¼.

Les 120 morts sont survenues à la suite de maladies { Incurables. . . . . . [illegible]
Trop avancées lors de l'entrée des malades. . . . [illegible]
Traitées sans succès. . . . [illegible]
Total. . . . 120

Le rapport de ces derniers aux malades traités est comme 1 : 388/21 ou bien : : 1 : 18 ½.

(13) Mort dans un accès d'épilepsie.
(14) [illegible]

gonflés d'orgueil des sottises qu'ils débitoient, et de la réputation qu'ils avoient acquise, auprès de gens dépourvus de jugement, de surpasser par leur activité et l'étendue de leurs connoissances ceux dont les écrits ne rouloient que sur des choses utiles. Il démontre sur-tout de la manière la plus évidente, dans le chapitre Ier du livre cité plus haut, combien ces médecins se sont trompés sur les types des fièvres. On pourra en juger d'après ses propres paroles (1).

(1) « Les anciens médecins se sont contentés de dire que les paroxysmes de certaines maladies revenoient périodiquement, sans indiquer ce que signifioit le mot Période; car ils savoient qu'ils écrivoient pour des Grecs qui étoient loin d'ignorer que quand une chose revient au bout d'un espace de temps égal, sans changer d'espèce, on convient généralement de donner dans leur langue le nom de période à cet espace de temps; ainsi ils ont admis des périodes Olympiques et Pythiques. Mais les modernes ont d'abord introduit la dénomination de Type qu'ils ont ajoutée à celle de Période. Ensuite les uns ont pensé que les termes période, ordre et type signifioient une seule et même chose; d'autres ont prétendu le contraire. Chacun veut aujourd'hui donner une définition à sa manière, et ne se borne pas à la sienne, mais rejette celles des autres. Ceux qui, emportés par l'ambition de donner des définitions, conviennent que les trois termes, Type, Période et Ordre, ont la même signification, sont les moins déraisonnables; mais quant à ceux qui nomment période l'espace de temps au bout duquel une chose reparoît sans changement, et qui, ne voulant pas qu'on désigne sans restriction le même temps sous le nom de Type, bornent ce terme à signifier l'espace de temps déterminé par des nuits et des jours entiers, entassent sottises sur sottises. En conséquence, après avoir perdu leur temps et l'avoir fait perdre à leurs disciples, il en résulte que quand ils se trouvent auprès d'un malade, il n'y a pas de particulier qui ne vaille mieux qu'eux. Car tout particulier sensé qui verra un malade attaqué d'une fièvre dont le paroxysme reparoît tous les jours, soit que ce paroxysme avance ou retarde un peu, se formera l'idée d'une période appelée Quotidienne. Mais si un homme laborieux et avide de nouveautés en médecine, voit le même

Ἀλλ' ἐνταῦθά γε στῆναι, ὦ ἰατροί, προσῆκόν μοι δοκεῖ· πείθομαι γὰρ ταύτην τὴν ἀνάλυσιν τοῦ συγγράμματος τοῦ

ἀξιοῖ διορισθῆναι πρὸς τῶν ἰατρῶν· οἱ δὲ ταῖς εἰρημέναις ὑποθέσεσι δουλεύοντες, ἐὰν ἐντύχωσιν ἀῤῥώστῳ δυεῖν ὥραιν ἑκάστης ἡμέρας τὸν παροξυσμὸν ἔχοντι προληπτικὸν, εἴκοσι μὲν εἶναι καὶ δυοῖν ὥραιν φασὶ τὴν περίοδον, τὸν δ' ὅλον τύπον οὐχ ἁπλοῦν, ἀλλά τινα σύνθετον ὑπάρχειν νομίζουσιν· εἶτα ζητήσαντες ἱκανῶς καὶ λογισάμενοι κατὰ σφᾶς αὐτοὺς, οἱ μὲν ἐπὶ δακτύλων, οἱ δὲ καὶ ἐπὶ διαγράμματος ἔν τινι βιβλίῳ γεγραμμένου, δώδεκά φασιν εἶναι δωδεκαταίους τὸν τοιοῦτον τύπον. Γελώντων δὲ ἐπὶ τούτοις τῶν ἀκουσάντων, ἀγανακτοῦσιν. Ἔτι δὲ μᾶλλον ὅταν ὥρᾳ μιᾷ ποτε θεάσωνται τὸν παροξυσμὸν προλαμβάνοντα, καὶ τότε ἀποφαίνονται, δ'. εἶναι καὶ κ'. εἰκοστοτεταρταίους, αὐτοί τε καταγελῶνται, καί τινα τοῖς ἄλλοις ἰατροῖς ὑποψίαν ἀγνοίας παρὰ τοῖς ἰδιώταις παρασκευάζουσιν. Ὅταν γὰρ ἐκείνους ἐκ βιβλίου θεάσωνται μετὰ σεμνότητός τινος εὑρίσκοντας, ὥς τι μέγιστον πρᾶγμα, κδ'. εἰκοστοτεταρταίους, ἐπέρχεται καταγινώσκειν αὐτοῖς ἁπάντων τῶν ἀναγινωσκόντων τὰ βιβλία, καὶ μᾶλλον τοῖς ἀλόγῳ τριβῇ μεταχειριζομένοις τὴν τέχνην ἑαυτοὺς ἐπιτρέπουσιν ».

Ἐν τῷ ς'. κεφ. τοῦ αὐτοῦ βιβλίου τοὺς τῶν τοιούτων λήρους οὐχ ἧττον εὐφυῶς διαπαίζει Γαληνὸς, ἀναριθμήτους τε καὶ ἀνεκφράστους τῶν τύπων ἐπιπλοκὰς ἀπ' αὐτῶν γεννηθείσας ἀποδείκνυσι, καὶ τὸν λόγον διαπεραίνων φησὶν « ἐγὼ γὰρ ἐὰν ἐπιδεικνῦναι τοῦτο (ὡς δυσαριθμήτους συζυγιῶν γενέσθαι μυριάδας) βουληθῶ, βιβλίου μοι δεήσει μείζονος, ὧν οἱ ταῦτα ληροῦντες ἔγραψαν, οὐκ ἐννοήσαντες ὅτι μυριοστοῦ μορίου τῶν ἐπιπλοκῶν ἥψαντο, καί τοι γ' ἀδολεσχήσαντες πολλά· εἰ μὲν οὖν χρήσιμον εἶναι νομίζουσιν ἐπιπλέκειν ἀλλήλοις τύπους, ἴστωσαν τοῦ χρησίμου τὸ μυριοστὸν μέρος εὑρηκότες· εἰδ' ἄχρηστον, αἰδεσθέντες ἤδη ποτὲ καλείτωσαν ἐπὶ τὰς βίβλους τὸν Ἥφαιστον, ἢ κἂν αὐτοὶ μὴ καλέσωσιν, ὁ χρόνος αὐτὰς διαφθερεῖ· τίς γὰρ ἐξ αὐτῶν ἄλλος ἔτι γράψει; τίς δὲ οὐ καὶ ταύτας ἤδη κατατεμὼν εἰς τὰς ἐφημέρους χρείας ἀναλώσει; »

Mais, je crois, Messieurs, devoir m'arrêter ici, convaincu que cette analyse de l'ouvrage de M. le

---

malade, il s'imaginera voir deux tierces ou trois quartes, et il voudroit que les médecins admissent cette distinction. Lorsque ceux qui sont guidés par de semblables hypothèses, se rencontrent auprès d'un malade dont l'accès avance tous les jours de deux heures, ils pensent que cette période est de vingt-deux heures, et que la totalité du type n'est pas simple, mais forme une espèce composée. Ensuite, après avoir sérieusement réfléchi et avoir calculé en eux-mêmes, les uns sur leurs doigts, d'autres même à l'aide d'un tableau tracé sur une tablette, ils décident que ce type est de douze duodécimanes. A ces mots, ceux qui sont présens partent d'un éclat de rire; nos novateurs en sont courroucés. Néanmoins ils ne lâchent pas prise; s'ils voient un paroxysme avancer d'une heure, alors ils déclarent que le type est de vingt-quatre vingt quartenaires; ils sont encore bafoués, et ils font soupçonner aux particuliers présens que tous les autres médecins sont des ignorans. Car quand ces particuliers voient de tels hommes, le livre à la main, annoncer avec gravité, comme s'il s'agissoit d'une affaire importante, vingt-quatre vingt quartenaires, ils sont tentés de rejeter tous les médecins qui se livrent à la lecture, et de donner la préférence à ceux qui suivent dans leur pratique une routine aveugle »,

Dans le sixième chapitre du même livre, il ne plaisante pas avec moins de finesse les futilités de ces novateurs. Il démontre qu'ils ont inventé des myriades de types compliqués difficiles à calculer; et il finit par dire : « car si je voulois leur prouver qu'ils ont inventé des myriades de types difficiles à calculer, il me faudroit donner un livre plus volumineux que ceux qu'ils ont composés dans leur délire; ils ne s'aperçoivent pas que, malgré toutes les futilités qu'ils ont avancés, ils n'ont pas traité la dix-millième partie des complications. Par conséquent, s'ils jugent utile de mélanger les types, qu'ils sachent qu'ils n'ont découvert que la dix-millième partie de ce qui peut être utile; mais si on leur prouve qu'elle est inutile, que, honteux de leur entreprise, ils implorent à l'instant le secours de Vulcain pour consumer leurs livres, ou s'ils refusent de le faire, le temps anéantira ces mêmes livres. Car quel sera celui de leurs partisans qui voudra en prendre des copies? ou quel sera l'homme qui ne s'empressera pas de les couper par morceaux pour s'en servir à des usages journaliers?

ἰατροῦ Γεωργιάδου ἱκανὴν εἶναι ὑμᾶς πεῖσαι, ὡς αὐτὸς πᾶν ὅ τι λόγου ἄξιον ἀπὸ τῶν Ἱπποκράτους χρόνων μέχρι τοῦ νῦν περὶ ἰατρικῆς ἐγράφη, εὖ ἐπίςαται· καὶ λίαν γε δυσχερὲς ὂν ὀρθῶς οὕτω τινὰ μεγάλην ὑπόθεσιν πραγματεῦσαι, αὐτὸς γοῦν παρίςησι τοῖς τῇ τὴν ἰατρικὴν μεταχειριζομένοις ἀξιοθέατόν τινα πίνακα τῶν διδαγμάτων οἷς ἕπεσθαι, καὶ τῶν κινδύνων οὓς φεύγειν ἐκεῖνοι ὀφείλουσιν.

Ἐν τῷδε τῷ τοῦ σπουδὴν μεγίςην περὶ τὴν παιδείαν ἔχοντος, εὐμνήμονος, καὶ ἀγχινόου τουτουὶ ἀνδρὸς συγγράμματι, χωρὶς τῶν ἄλλων καλῶν, καὶ ἡ λέξις οὐχ ἧττόν ἐςιν ἀξιόλογος. Τὴν μὲν ὑπ' αὐτοῦ μεταφρασθεῖσαν εἰς τὴν κοινὴν ἑλληνικὴν τοῦ Δανιήλου Μεσγέρου φυσιολογικὴν ἀνθρωπολογίαν οὐχ ὑμᾶς νῦν ὑπομνήσομαι· ἀλλ' ὁ αὐτὸς ἤδη γνωστὸς ἐν τῇ αὐτοῦ πατρίδι ἐγένετο διά τινος ποιηματίου, ὃ ἐν ςίχοις Ἡρωϊκοῖς συγγράψας, καὶ εἰς τὴν γαλλικὴν φωνὴν μεταφράσας, εἰς τὸ δημόσιον ἐκοίνωσε· προσέτι καὶ δι' ἄλλου τινὸς εἰδυλλίου, κατὰ μίμησιν τῶν τοῦ Θεοκρίτου γενομένου· ταῦτα οὐχ ἧττον τοῦ προκειμένου συγγράμματος ἡμῖν ἀποδείκνυσιν, ὅσην πρόοδον καὶ προκοπὴν ἐξ ὀλίγων ἐτῶν οἱ νεώτεροι Ἕλληνες, μέγα τι δηλαδὴ τῶν πολυαρίθμων ἐθνῶν τῆς Ἀσίας μέρος, εἰς τὰ γράμματα ἐποιήσαντο. Πάμπολλοι ἤδη τῶν ὁμογενῶν αὐτοῦ, ὑπὸ τῆς αὐτῆς παιδείας ἐρωτικῶς μοι δοκοῦσι κατέχεσθαι, καὶ τῇ αὐτῶν ἐφέσει συμφώνως καὶ ἐν τῇ Ἀσίᾳ καὶ ἐν τῇ Εὐρώπῃ, πανταχοῦ καθίςαται Λύκεια καὶ γυμνάσια (1) ἃ τὴν καλλίςην φωνὴν τῶν πάλαι Σπαρτιατῶν καὶ τῶν Ἀθηναίων ἐν πάσῃ τῇ αὐτῆς εἰλικρινείᾳ ἀνανεώσει· ἐν βραχεῖ δὴ τὰ νέα τῆς Ἑλλάδος ἔκγονα ἄξιοι τῶν προγόνων

(1) Ἔν τινι ἐφημερίδι τὴν ἀρχὴν τοῦ παρόντος ἐνιαυτοῦ ἐκδοθείσῃ, ἐν Βιέννῃ τῆς Αὐςρίας, ὑπὸ Ἀνθίμου Γαζῆ, ἧς ἡ ἐπιγραφή· « Ἑρμῆς ὁ λόγιος, ἢ φιλολογικαὶ Ἀγγελίαι », τὰ ἀκόλουθα σελ. θ΄. ἀναγινώσκεται.

« Τῷ 1804., ἀδείᾳ τῶν κρατούντων, συνεςήθη ἐν Κωνςαντινουπόλει διὰ συνδρομῆς τοῦ τε παναγιωτάτου Πατριάρχου κυρίου Γρηγορίου, καὶ τοῦ ἐκλαμπροτάτου μεγάλου ἑρμηνέως κυρίου Δημητρίου

docteur Georgiades suffit pour vous convaincre qu'il a une parfaite connoissance de tout ce qui a été publié d'important sur la médecine depuis Hippocrate jusqu'à nous. Malgré les difficultés d'un si vaste sujet, il présente à ceux qui étudient l'art de guérir, un tableau toujours intéressant des préceptes à suivre et des écueils à éviter.

Dans ce livre d'un homme laborieux, avide de connoissances, plein de mémoire et de sagacité, le style n'est pas la chose la moins remarquable. Je ne parlerai pas d'une traduction en grec vulgaire, de l'anthropologie physiologique de Daniel Metzger, que l'auteur a publiée. Mais il s'est fait en outre connoître dans sa patrie, par un petit poëme, en vers hexamètres, qu'il a traduit lui-même en françois, et par une idylle, à l'imitation de celles de Théocrite, qui nous montrent bien mieux que l'ouvrage dont il s'agit, combien, depuis peu d'années, les Grecs modernes, c'est-à-dire, une grande partie des nombreuses nations du Levant, ont fait de progrès dans les lettres. Plusieurs de ses compatriotes semblent animés du même zèle; à leux voix s'élèvent de toutes parts, tant en Asie qu'en Europe, des lycées et des gymnases (1), qui feront renaître dans toute sa pureté la belle langue de Sparte et d'Athènes; bientôt les nouveaux enfans de la Grèce tâ-

(1) Dans un journal, publié à Vienne en Autriche, au commencement de cette année, par M. Antime Gazi, sous le nom de Mercure littéraire ou d'annonces Philologiques, on lit, n° 1er, page 9, ce qui suit :

En 1804, on a établi à Constantinople, avec l'agrément des autorités constituées, par le concours du très-saint Patriarche Grégorius, du très-illustre Démétrius fils de Mourouzi, premier Drogman ou interprète à la Porte, des très-

αὐτῶν γενέσθαι φιλοτιμήσονται, καὶ ὡς τὰ τῆς παλαιᾶς Ἑλλάδος συγγράμματα, οὕτω καὶ τὰ αὐτῶν πάντες οἱ ἐν Εὐρώπῃ πεπαιδευμένοι σπουδαίως μελετήσουσιν.

Εἰς ταύτην τὴν λαμπρὰν ἀναγέννησιν καὶ ὁ σοφὸς Γεωργιάδης ὡς συμβαλόμενός τι, δόξης ἀξιωθήσεται· διό μοι δοκεῖ μὴ ἔχειν ἂν ὑμᾶς προφυέστερον ἄλλον ἀποδεχθῆναι ἀντεπιστέλλοντα οἷον συνεργεῖν ὑμῖν εἰς τὴν τῆς ἐπωφελοῦς τέχνης πρόοδον, ἣν διὰ τῆς σπουδῆς ὑμῶν καὶ κατορθωμάτων ἐνδοξοτέραν ποιεῖτε· δηλή ἐστιν, ὡς οἴομαι, ἡ ὑμετέρα κοινωνία, ἧς ἡ δόξα καὶ τὰ συγγράμματα πολλοὺς τῶν ἀλλογενῶν σοφῶν πρὸς αὐτὴν ἀντεπιστέλλειν παρορμῶσι, τῇ αἱρέσει τοῦ ἐκκρίτου τοῦδε ἕλληνος πάντως ἐπικροτήσουσα, ἅτε δὴ ἐπωφελῆ τοῖς ἀνθρώποις κοινωνίαν μεταξὺ τῶν ἐνδόξων τῆς Εὐρώπης ἰατρῶν καὶ τῶν τῆς Ἀσίας συστῆσαι δυναμένου.

Μουρούζη, καὶ τῶν εὐγενεστάτων Ἀρχόντων, καὶ Ἁγιωτάτων Ἀρχιερέων, ἓν Γυμνάσιον, ἐν ᾧ παραδίδονται ἡ Φιλοσοφία καὶ αἱ Ἐπιστῆμαι στοιχειωδῶς μετὰ πειραμάτων.

Ὁμοίως καὶ ἐν τῇ κατὰ τὴν μικρὰν Ἀσίαν παραθαλασσίᾳ πόλει τῆς Ἰωνίας Κυδωνιαῖς λεγομένῃ, (κεῖται αὕτη ἀπέναντι τῶν Ἑκατοννήσων, τῶν νῦν Μοσχονήσων λεγομένων) συνέστησεν ἓν Γυμνάσιον ὁ φιλογενὴς Βενιαμὶν Ἱεροδιάκονος, φιλομούσῳ δαπάνῃ τῶν ἐγκατοίκων.

Ὁμοίως ἐν τῇ νήσῳ Χίῳ συνεστήθη ἓν Γυμνάσιον φιλομούσῳ δαπάνῃ τῶν εὐπατριδῶν.

Ὁμοίως κατὰ τὸ παρὸν ὀργανίζεται ἓν καὶ ἐν Σμύρνῃ· καθὼς καὶ ἐν Θεσσαλονίκῃ.

Πρὸ ἱκανῶν ὅμως χρόνων συνεστήθη τὸ ἐν Ἰωαννίνοις Γυμνάσιον, τὸ ὁποῖον νῦν ἐπροίκισεν ἡ ἀδελφότης τῶν Ζωσιμάδων μὲ ὅλα τὰ ἀναγκαῖα »

Τὰ ἀκόλουθα προσέτι ἐν τῇ ιγ′ σελ. ἀναγινώσκεται :

« Εἰς ὅλας σχεδὸν τὰς πόλεις καὶ χώρας της Ἑλλάδος εὑρίσκονται δύο σχολεῖα, τὸ μὲν Κοινὸν, τὸ δὲ Ἑλληνικὸν, λεγόμενα, εἰς τὸ ὁποῖον τοῦτο τὸ δεύτερον παραδίδοται Γραμματικῶς ἡ παλαιὰ Ἑλληνικὴ Γλῶσσα, βάσιν τῆς μελέτης ἔχουσα τοὺς παλαιοὺς Συγγραφεῖς, τοὺς λεγομένους ὑπὸ τῶν Εὐρωπαίων Κλασσικοὺς, οἷον τοὺς Ποιητὰς, τοὺς Ῥήτορας, τοὺς Μυθογράφους, καὶ τοὺς Ἱστορικούς. κ. τ. λ. »

ΤΕΛΟΣ.

cheront de se rendre dignes de leurs ancêtres, et l'Europe savante méditera leurs ouvrages comme ceux de la Grèce antique.

M. Georgiades aura contribué à cette régénération brillante; il me semble que vous ne pouvez adopter de correspondant plus propre à concourrir avec vous aux progrès de l'art important que vous illustrez par votre ardeur et vos succès. Une société, dont la gloire et les travaux engagent tant de savans étrangers à correspondre avec elle, accueillera sans doute avec joie un Grec distingué qui peut établir entre les célèbres médecins de l'Europe et ceux de l'Asie, une correspondance avantageuse pour l'humanité.

---

nobles Seigneurs et très-saints Archevêques, un gymnase dans lequel on enseigne les élémens de la philosophie et des sciences exactes, accompagnés d'expériences.

Dans une ville maritime de l'Asie mineure, située dans l'Ionie, qui se nomme Kydonie, (laquelle est vis-à-vis des îles de l'Archipel, appelées aujourd'hui Mosconèses), M. Benjamin Diacre, plein de zèle pour sa patrie, a fondé un gymnase avec le secours des habitans, amis des lettres.

La noblesse de l'île de Chio, animée par le même motif, a élevé un gymnase dans cette île.

On organise actuellement un gymnase à Smyrne, ainsi qu'à Thessalonique.

Il existoit depuis quelques années un gymnase à Jannina, que les frères Zosimades ont pourvu depuis peu de toutes les choses nécessaires.

On lit encore ce qui suit p. 14.

« Enfin, on trouve dans presque toutes les villes et cantons de la Grèce, deux écoles, l'une appelée Commune, et l'autre Grecque : on donne dans cette dernière, les premiers principes du grec littéral; l'on y prend pour base des exercices les anciens auteurs appelés « Classiques » par les Européens, tels que les poëtes, les orateurs, les mythologistes et les historiens etc. »

ΤΩΝ ΗΜΑΡΤΗΜΕΝΩΝ ΔΙΟΡΘΩΣΙΣ.

ΣΕΛΙΔΙ 12, ϛίχῳ 1, ἀνδρώπου, γράφε ἀνθρώπου.—Σελ. 14, στ. 10, ἀπατουμένοις, γρ. ἀπαιτουμένοις—στ. 19, τά, γρ. τάς—στ. 20, καταφύγειν, γρ. καταφεύγειν—Στ. 27, ἡμέτερος, γρ. ἡμῶν. Σελ. 18, στ. 19, ἀποϛάσαι, γρ. ἀποϛᾶσαι. Σελ. 22, ϛέῤῥων, γρ. ϛεῤῥῶν. Σελ. 28, στ. 19, ὀλεθριώτεροιοί, γρ. ὀλεθριώτεροι, οἱ. Σελ. 30, στ. 25, ἐν αἷς, γρ. αἷς. Σελ. 34, στ. 23, αἱμοπτύσεως, γρ. αἵματος πτύσεως. Σελ. 36, στ. 11, ματαίαις, γρ. ἐν ματαίαις. Σελ. 46, στ. 8, αἱμαιοπτύσει, γρ. αἵματος πτύσει. Σελ. 58, στ. 4, εἴκοσίν, γρ. εἴκοσι—στ. 13, αὐτῷ, γρ. αὐτῷ. Σελ. 46, στ. 10, κατεχρησαμένων, γρ. καταχρησαμένων—στ. 22, καλεπώτατα, γρ. χαλεπώτατα. Σελ. 66, στ. 22, αὐτὸς, γρ. αὐτὸς. Σελ. 72, στ. 17, ἧ, γρ. ᾗ. Σελ. 80, στ. 2, ἐπιϛάμενο, γρ. ἐπιϛάμενοι.

Εὑρίσκεται ἐν Παρισίοις παρὰ τῷ βιβλιοπώλῃ Κροχαρτίῳ ἐν τῇ ῥύμῃ τῇ καλουμένῃ de l'Ecole de Médecine, n° 3.

Se trouve à Paris, chez Crochard, libraire, rue de l'Ecole de Médecine, n° 3.

www.ingramcontent.com/pod-product-compliance
Ingram Content Group UK Ltd.
Pitfield, Milton Keynes, MK11 3LW, UK
UKHW021109260726
13994UKWH00002B/809

9 782329 476049